AF245671
T 31
c
1.55

FORMULAIRE

D'HYGIÈNE INFANTILE

INDIVIDUELLE

FORMULAIRE
D'HYGIÈNE INFANTILE
INDIVIDUELLE

HYGIÈNE DE L'ENFANT A LA MAISON

PAR

Le Dr H. GILLET

ANCIEN INTERNE DES HÔPITAUX DE PARIS
CHEF DU SERVICE
DES MALADIES DES ENFANTS A LA POLICLINIQUE DE PARIS

Avec 59 figures intercalées dans le texte

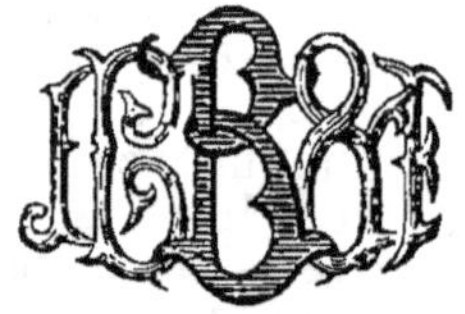

PARIS
LIBRAIRIE J.-B. BAILLIÈRE ET FILS
Rue Hautefeuille, 19, près le boulevard Saint-Germain

1898

PRÉFACE

Ce n'est pas sans intention que ce livre s'intitule *Formulaire*. Si nous avons pris un titre peu habituel aux ouvrages d'hygiène. même d'hygiène infantile, c'est que nous avons voulu accentuer la poursuite d'un but bien précis.

L'hygiène se compose aujourd'hui d'un corps de doctrines suffisamment établies pour qu'il soit possible d'en indiquer les exigences d'une façon claire et nette pour tout le monde.

L'étude des maladies infectieuses, qui comprennent actuellement la plus grande partie, peut-être la presque totalité des états morbides, tout particulièrement à l'époque de l'enfance, a modifié la pratique médicale. A côté des prescriptions pharmaceutiques, le médecin fait figurer dans ses ordonnances des recommandations hygiéniques. Cette annexe n'en est pas toujours la partie la moins longue et la moins importante.

Chez l'enfant, surtout chez le nourrisson, chez le jeune enfant, de la naissance à cinq ans environ en particulier, le médecin a besoin de faire bien plus œuvre d'hygièniste que de thérapeute ; il lui faut donc détailler, *formuler* en termes précis les mesures qu'il conseille de prendre à l'égard du jeune sujet.

C'est surtout pour la grande question de l'allaitement, souvent si méconnue des mères les mieux intentionnées, qu'il s'agit d'avoir des règles bien établies.

Choix d'une nourrice, qualité du lait, réglementation des tétées, stérilisation, régime du sevrage, autant de problèmes dont dépend la vie de l'enfant, et dont nous donnerons la solution.

L'idée dominante, qui a présidé à la rédaction de ce *Formulaire d'hygiène infantile* a été de mettre chacun à même de trouver facilement la réponse à la question posée, à côté des raisons qui font adopter telle ou telle solution de préférence à une autre.

Pour guider le lecteur dans cette voie, nous avons emprunté aux documents officiels, aux règlements en vigueur, tout ce qu'ils pouvaient renfermer d'utile. Nous n'avons pas cru devoir nous en tenir là. Nous avons puisé dans les travaux scientifiques les plus récents, nous avons utilisé ce que a pu nous enseigner notre pratique d'ancien interne d'hôpital d'enfants, de médecin de services d'enfants, au Dispensaire du IIe arrondissement de la Ville de Paris et à la Policlinique de Paris, d'inspecteur des Écoles, de membre de la Commission d'hygiène.

Nous avons montré ce qu'il était utile de faire et aussi de ne pas faire, même si la prescription n'avait pas encore eu le temps d'être coulée dans le moule administratif.

Nous avons eu en vue non l'hygiène d'hier, mais celle d'aujourd'hui et même celle de demain.   Dr H. GILLET.

FORMULAIRE

D'HYGIÈNE INFANTILE

INDIVIDUELLE

GÉNÉRALITÉS. — DIVISIONS.

La grande révolution que la bactériologie a produite dans le domaine médical a puissamment contribué à l'évolution générale de la médecine. La connaissance plus approfondie des phénomènes de la nutrition et de ses déviations a donné aussi son appoint. Il en est résulté une orientation toute nouvelle des idées et de la pratique médicales. La thérapeutique pharmacologique à outrance a perdu du terrain, pour céder le pas aux prescriptions d'hygiène; la prophylaxie a pris les devants sur le traitement.

On comprend combien cette transformation a dû influer sur l'importance croissante de l'hygiène.

Lorsqu'il s'agit de l'enfance, et principalement de la première enfance, l'hygiène tient une place encore plus grande qu'à tout autre moment de la vie.

Si, chez l'enfant jeune, on doit surtout s'occuper d'hygiène, on peut dire, d'une façon au premier abord paradoxale, que chez lui l'hygiène se simplifie. Elle se limite, à deux grandes questions : d'un côté l'hygiène du tube digestif, de l'autre la prophylaxie des maladies contagieuses.

Il est vrai qu'on doit sans cesse les avoir présentes à l'esprit et qu'elles doivent faire l'objet de la préoccupation incessante du médecin. C'est l'objectif vers lequel on doit toujours se tourner, tant elles dominent toute la première enfance d'une façon constante.

Aussi, faut-il donner à l'étude de l'alimentation du jeune enfant un développement considérable.

Presque tout ce qui n'a pas trait à l'alimentation s'occupe de la prophylaxie des maladies infectieuses.

Pour agir au mieux de la santé de l'enfant, il faut lui faire observer certaines règles d'hygiène, sans l'observation desquelles, on risque de le rendre malade.

Ces préceptes n'ont besoin d'être envisagés que pour l'individu, pour le sujet considéré isolément, abstraction faite de tout entourage immédiat ou médiat.

C'est, si l'on veut, l'hygiène des diverses fonctions organiques de l'enfant, l'*hygiène individuelle*. C'est ce que comprendra ce *formulaire d'hygiène infantile*. C'est ici qu'est étudiée l'hygiène particulière du tube digestif, de la bouche à l'anus.

Les autres chapitres sont consacrés à l'hygiène de la circulation, qui englobe la question de la calorification, du vêtement, à l'hygiène de la respiration, qui comprend celle de l'habitation.

L'hygiène du système nerveux, l'hygiène des sens, yeux, oreilles, l'hygiène de la peau et du cuir chevelu complètent l'ensemble qui forme l'hygiène individuelle.

Dans une autre publication (1), nous prendrons l'enfant, non plus comme sujet isolé, mais dans des milieux variés, soumis au contact d'un entourage; ce sera, à proprement parler, l'hygiène collective de l'enfant (1).

(1) H. Gillet, *Formulaire d'hygiène infantile collective, Hygiène de l'enfant à l'école, à la crèche et à l'hôpital*, Paris, 1898.

I. HYGIÈNE DU TUBE DIGESTIF.

Le tube digestif représente chez l'enfant, et en particulier chez le tout jeune enfant, un système organique d'importance capitale, principalement pour les parties où se passent, à proprement parler, les actes nécessaires à l'élaboration des aliments, comme l'estomac et l'intestin. Le nourrisson n'est qu'un tube digestif.

Il s'en faut toutefois qu'il faille dédaigner les autres régions, mais l'hygiéniste ne s'occupe pas d'elles au même point de vue. Tandis que l'hygiène de l'estomac et de l'intestin soulève la question primordiale de l'alimentation, où le moindre détail a sa valeur, l'hygiène de la bouche et de la gorge s'oriente plutôt vers la prophylaxie des maladies infectieuses, dont la bouche et surtout la gorge représentent les portes d'entrée les plus fréquentes.

A l'hygiène de la bouche se rattache celle des dents.

L'hygiène du tube digestif comprend d'abord l'hygiène de la bouche avant, entre et pendant les périodes de dentition; puis, point capital, l'hygiène de l'estomac et de l'intestin, qui constitue l'hygiène de l'alimentation et de la nutrition, et qui doit retenir longtemps.

1. HYGIÈNE DE LA BOUCHE ET DE LA GORGE.

La bouche est une des régions dont on a tendance, à tort, à négliger l'hygiène et en particulier chez les enfants.

C'est pourtant là le réceptacle de bien des infections.

Si cette seule notion, que cette cavité constitue l'habitat d'une très grande quantité de microbes, dont on a compté jusqu'à plus de vingt espèces différentes, dont le pneumocoque, les streptocoques et même le bacille diphtérique font partie, ce serait déjà une raison d'en tenter l'asepsie; mais il y a plus, la bouche contient les dents, organes essentiels de la mastication, dont l'infection entraine la carie et autres affections aboutissant à la perte de la dent.

MICROBES DE LA BOUCHE ET DE LA GORGE

Voici la liste des principaux microbes rencontrés à l'état normal :

Saprogènes	*Bacillus subtilis.* *Bacterium termo.* *Bacillus amylobacter.* Spirilles. *Spirochœte denticola.* *Bacillus tremulus.* *Leptothrix.*
Pathogènes habituels	Pneumocoque. Pneumo-bacille de Friedlander. Streptocoques. Staphylocoques.
Pathogènes accidentels	Bacille diphtérique. Bacille tuberculeux. Bacille morveux, etc.

Il faut y ajouter le champignon du muguet.

SOINS DE LA BOUCHE

Les soins de la bouche, chez l'enfant, s'adressent à la muqueuse buccale et aux dents : avant le début de la dentition, il n'y a que la muqueuse; après l'apparition, il y a la muqueuse et les dents.

Avant la dentition. — A cette époque, il suffit de quelques soins de propreté pour empêcher les résidus de lait de séjourner dans la cavité buccale.

On doit, après chaque tétée, en faire la toilette à l'eau boriquée ou boratée, soit au moyen de petits tampons de ouate hydrophile qu'on jette ensuite, soit de linge fin bien propre. Mais *jamais*, ni *pinceau*, ni *éponge*.

Pendant la dentition. — Avec l'apparition des dents commence une phase de l'hygiène buccale, la phase dentaire, qui se prolonge durant toute la vie.

Il faut savoir autant, sinon plus, *ce qu'il ne faut pas faire que ce qu'il faut faire.*

Pas de hochet. — Le hochet, ou même le bâton de guimauve ou tout autre moyen, contond la gencive congestionnée, la traumatise, de plus l'infecte.

Pas de miel rosat. — Le miel rosat fermente, d'où irritation et infection de la gencive.

Des *lavages* boriqués ou peut-être de préférence *boratés* à 1/5000 conviennent le mieux.

L'acide borique, quoique peu acide, a une action sur les dents en tant qu'acide.

Après la venue des dents. — DENTS DE LAIT (PRE-MIÈRE DENTITION). — La muqueuse reste soumise au même soin, gargarismes buccaux boratés, addition-nés d'une préparation dentifrice non acide.

Mais la dent, une fois sortie, exige des soins pour empêcher le lait et les restes d'aliments de se déposer à son collet, de la déchausser et de compromettre sa vitalité.

Le tartre ne constitue pas un simple dépôt de sels calcaires, il représente le travail actif des microbes buccaux (Galippe).

La toilette des dents demande qu'on les frotte, chaque matin, à l'aide d'une brosse dure avec une préparation, poudre, pâte ou autre.

Ces préparations ne doivent pas être acides.

Les dents de la première dentition demandent au-tant de soins que celles de la seconde dentition, par cette raison que leur chute prématurée entraîne des troubles dans le développement du follicule de la dent de remplacement.

Parmi les formules diverses destinées aux soins à donner aux dents, on peut citer la craie camphrée, les mélanges de poudre, craie, magnésie, aromatisés, etc. **et** les suivantes :

Salol	2 gr.
Craie préparée. . . . . } ââ 10 —	
Poudre de quinquina rouge. . . . . . . }	
Essence de menthe.	V gouttes

Pâte savonneuse antiseptique.

Savon médicinal	30 gr.
Glycérine	30 —
Alcool à 90°	15 —
Acide salicylique	1 —
Essence de menthe poivrée . . . . } 9 —	
Matières colorantes . . . . }	

pour un savon.

Pâte dentifrice :

Carbonate de chaux.	20 gr.
Savon	5 —
Carmin	0 — 20
Essence de menthe.	0 — 50
Alcool	Q. s.
Sirop simple	5 —

Faire une pâte molle.

Pâte dentifrice antiseptique non savonneuse.

Chlorate de potasse	30 gr.
Bicarbonate de potasse.	40 —
Acide salicylique.	1 —
Essence de menthe.	XX gouttes
Cochenille.	Q. s. p. color.
Glycérine . . . . } Q. s. pour une	
Eau. . . . . } pâte	

ou bien un élixir à diluer dans l'eau.

Hydrate de chloral.	15 gr.
Teinture d'eucalyptus. . . ·	15 —
Alcool	100 —
Essence de menthe poivrée.	0 gr. 75

(J. Chompret) (1).

L'extraction des dents de lait ne doit s'effectuer qu'au moment de leur ébranlement qui précède la chute, à moins de carie avec périostite alvéolo-dentaire.

SOINS DE LA GORGE.

Les gargarismes boriqués ou autres suffisent le plus souvent.

M. E. Binet, se basant sur l'innocuité de la résorcine dont, dit-il, on peut ingérer 8 à 10 grammes en un jour sans accident, et sur ses propriétés antiseptiques très développées, propose de l'employer en temps d'épidémie diphtérique, comme préservatif chez les enfants. Il fait dissoudre 20 grammes de résorcine dans 100 grammes d'eau de Botot. De cette solution mère, il emploie une cuillerée à café dans un verre d'eau, ce qui donne une solution à demi pour 100. Elle sert à faire gargariser les enfants le matin et au besoin le soir. La solution n'a pas mauvais goût et désinfecte suffissamment la cavité buccale.

Voici quelques autres formules :

Acide thymique.	0 gr. 25
Acide benzoïque . ·	3 —
Teinture d'eucalyptus.	15 —
Alcool.	100 —
Essence de menthe	0 — 75

(1) J. Chompret, *Hygiène de la bouche, Presse médicale,* N° 14, 17 juin 1897, p. 75.

Par petites quantités dans un verre d'eau. On peut y ajouter une petite quantité de sublimé.

Acide thymique.................	0 gr. 25
Acide benzoïque	3 —
Teinture d'eucalyptus	15 —
Bichlorure de mercure..........	0 — 8
Alcool......................	100 —
Essence de menthe............	0 gr. 75
	(Miller).
Thymol	0 gr. 30
Alcool de mélisse composé	
Esprit de cochlearia...........	àà 30 —
Teinture de ratanhia	10 —
Essence de menthe	0 — 50
Essence de caryopse	0 — 10

Ajoutez dix gouttes de ce mélange pour demi-verre d'eau.

(Schleicher).

Saccharine	2 gr.
Alcool dilué.................	200 —
Essence de menthe	X gouttes

Une demie à une cuillerée à café pour un verre d'eau, ou :

(Paschkiss).

Teinture de myrrhe	5 gr.
Alcool de lavande............	95 —
Saccharine..................	1 —

Une demie à une cuillerée à café pour un verre d'eau, ou :

Eau de Cologne	
Eau de rose	àà 50 gr.
Saccharine	1 —

Une demie à une cuillerée à café pour un verre d'eau.

2. HYGIÈNE DE L'ESTOMAC ET DE L'INTESTIN.

ALLAITEMENT EN GÉNÉRAL.

L'*allaitement* est dit *naturel*, lorsque l'enfant tète directement sa mère ou une nourrice; dans le dernier cas, on l'appelle *mercenaire*.

En dehors de ces conditions, *l'allaitement* devient *artificiel*.

Il est *mixte*, si l'enfant prend à la fois le sein et le biberon.

L'*allaitement naturel* au sein par la mère, ou tout au moins par une nourrice, *ne peut être remplacé par rien*. Aucun médecin n'oserait soulever le moindre doute à l'égard de cet axiome.

L'hécatombe que fait chaque jour l'élevage au biberon en donne la preuve chiffrée et irréfragable.

Le *Bulletin hebdomadaire de statistique municipale de Paris* montre régulièrement, à toutes les périodes de l'année sans exception, mais encore plus au moment des chaleurs, l'écart énorme entre la mortalité des enfants qui sont mis en nourrice au sein, et de ceux qui sont élevés au biberon. On peut objecter que les enfants mis en nourrice au biberon appartiennent à des parents moins fortunés que ceux qui sont au sein, que cette infériorité de condition sociale influe sur le bien-être général et augmente la mortalité. La justesse de cette observation perd de sa valeur, si l'on remarque que cet écart du nombre des décès au détriment des bébés allaités artificiellement ressortit surtout aux maladies diverses du tube digestif.

Tandis que la mortalité des enfants élevés au sein est de 29,44 pour 100, celle des nourrissons élevés au biberon monte à 47,85 pour 100 (1).

(1) F. Ledé, *Mortalité des enfants originaires de Paris,*

A Berlin, R. Boeckh (1) a montré que la mortalité des enfants est de 33,3 pour 100 dans la première année, qu'un tiers des décès, 32,2 pour 100, a pour cause des affections intestinales, que dans les mois de chaleur la proportion monte à 2/3 (69 pour 100) et que les enfants au biberon succombent dans une proportion de 17,7 à 1 par rapport aux enfants au sein.

Mme Bronislas Dlusks (2) a noté les résultats suivants sur une série d'enfants observés à Paris, à la clinique Baudelocque, dans le service de M. Pinard.

138 enfants, élevés exclusivement au sein au moins pendant 7 mois, ont fourni 15 morts dans la première année, soit 10,8 pour 100.

36 sujets, confiés à une nourrice sur lieu, ont donné 8 morts, dans le même temps, soit 22,2 pour 100.

26 nouveau-nés, soumis à l'allaitement mixte, ont succombé au nombre de 12, soit 40,1 pour 100.

40 enfants, nourris au sein de 1 à 7 mois ensuite au biberon, ont produit 12 décès, soit 30 pour 100.

Enfin, de 188 allaités seulement au biberon sont morts 86, soit 45,7 pour 100.

Pour l'Italie, M. le professeur L. Concetti (de Rome) (3) a montré des résultats aussi lamentables.

placés en nourrice en province. (*Académie de médecine,* 17 juin 1889.)

Les enfants de Paris en no rrice. (*Annales de la Policlinique de Paris,* septembre 1891, p. 451.)

(1) R. Boeckh. *Die statistiche Messung des Einflusses der Ernaehrungsweise der kleinen Kinder auf die Sterblichkeit derselben.* (*Congrès d'hygiène de Vienne* 1887, section de démographie.)

(2) Br. Dlusks. *Contribution à l'étude de l'allaitement maternel,* thèse de Paris, 1894, p. 45.

(3) Luigi Concetti, *Sulle perdite che subisce annualmente l'Italia per numero eccessivo di morti e di malattie nell'eta infantile.* (*Mamma e bambino,* Milan, 1896.)

Ces chiffres portent avec eux leur triste éloquence.

Cette situation lamentable faite aux jeunes enfants par l'alimentation artificielle n'est donc pas spéciale à notre pays, on peut dire qu'elle est commune à tous les peuples civilisés (1), et ne tient pas à des conditions purement locales.

Il n'y a qu'une voix pour proclamer l'influence néfaste de l'allaitement artificiel sur le nombre des décès (2), sur l'étiologie de la scrofule (3), de la tuberculose, du rachitisme, etc...

(1) Jacques Bertillon. *Influence de l'alimentation des jeunes enfants sur la mortalité à Berlin. (Annales d'hygiène*, 6 juin 1889, XXI, p. 3).

Voir : *Le tableau spécial de la mortalité à Berlin, d'après le genre d'alimentation. (Œffentliche Gesundheits und Krankenpflege der Stadt Berlin*, 1890), publié à propos du dixième Congrès international de médecine.

Hugo Bernheim, *Die Sterblichkeit der Kinder im ersten Lebensjahre und die Vermeidung geeigten hygienischen Massnahmen*. Würzburg, 1891. Courbes de mortalité estivale.

(2) Becour. *Hygiène des enfants. Des causes de mortalité des enfants nouveau-nés et le moyen de la diminuer.* Paris, 1891.

Comby. *Mortalité des enfants du premier âge. (Progrès médical*, 1885, nos 13, 15, 16, pages 255, 297, 315.) — *Mortalité des nouveau-nés. Causes de mort des enfants parisiens placés en nourrices. (Bulletin medical*, 1889, p. 410.)

Brocard. *Hygiène infantile.*

Fonssagrives. *Leçons d'hygiène infantile*, 1882.

Tarnier et Chantreuil. *Physiologie et hygiène de la première enfance, considérées surtout au point de vue de l'alimentation*, 1882, et *Traité de l'art des accouchements.*

(3) G Lancry. *Etiologie et prophylaxie de la scrofule dans la première enfance*, 1886, p. 32 et suiv.

Philipps. *Diseases of Children.*

Fabricio Borobio Diaz. *La mortalidad de los ninos en Zaragoza, Sus causas, Sus remedios.* Zaragoza, 1893.

Rossi Dorias. *Contributo alla etiologia delle diarree estive ne bambini*, Rome, 1893.

Il faut donc encourager de toutes nos forces l'allaitement au sein; mais si l'état de société crée de précieux avantages, il entraîne aussi avec lui, au point de vue de l'hygiène, de graves inconvénients, et une foule de circonstances de la vie pratique ne nous laissent pas maîtres d'exiger que la mère, ou qu'à son défaut une nourrice, donne le sein au nouveau-né.

La mauvaise conformation des mamelons, un abcès du sein, une grossesse prématurée, ou tout autre empêchement du côté de la mère, peuvent nous prendre au dépourvu et nous forcer à nous adresser, au moins momentanément, à l'allaitement artificiel.

Des vices de conformation, un bec-de-lièvre, par exemple, rend impossible le mode normal d'alimentation, ou bien encore le nouveau-né, chétif ou malade, est incapable de faire des mouvements de succion.

Enfin, lorsque la mère ne peut nourrir, le devoir professionnel nous impose d'interdire de confier l'enfant issu de parents syphilitiques à une autre femme pour l'élever au sein.

L'allaitement artificiel, souvent nécessité sociale, passe au rang de nécessité médicale.

Quoi que nous fassions, nous ne pouvons empêcher actuellement, surtout dans les grandes villes où la vie est chère, que le nombre des enfants, qui ne peuvent matériellement être élevés au sein, ne soit légion.

Nous ne devons pas craindre de réprouver hautement l'allaitement artificiel ; mais, le reconnaissant détestable, notre rôle ne consiste pas à n'en vouloir pas entendre parler. Puisque cette pratique funeste semble inévitable, dans les conditions de l'existence actuelle, il faut l'étudier dans ses détails et la rendre la moins dangereuse possible. C'est l'opinion de M. Landouzy quand il demande (1) : « Que l'allaitement ar-

____

(1) Landouzy. *De la mortalité parisienne du premier*

tificiel, trop souvent livré au plus grossier empirisme, doit être l'objet des plus vives, des plus pressantes et des plus incessantes préoccupations de l'hygiène publique. »

Du reste, l'allaitement au biberon, bien exécuté, dans de bonnes conditions, avec intelligence par la mère elle-même, sous l'œil du médecin, a trouvé grâce devant un certain nombre d'accoucheurs et de médecins d'enfants. C'est cette conviction, basée sur une longue pratique, qui a fait écrire à M. J. Rouvier (de Beyrouth) (1) les lignes suivantes, que quelques-uns taxeront de paradoxales :

« ... Je place les divers modes d'allaitement dans l'ordre suivant : 1° l'allaitement maternel ; 2° l'allaitement mixte par la mère ; 3° *l'allaitement artificiel conduit par la mère suivant les principes de la science;* 4° l'allaitement par la nourrice au domicile de la mère; 5° l'allaitement artificiel par une nourrice sèche chez les parents; 6° l'allaitement par une nourrice à distance; 7° l'allaitement artificiel à distance. Dans cette classification, on le voit, *j'attache moins d'importance, somme toute, à l'origine du lait ou à son mode d'administration, qu'aux soins éclairés et au dévouement indispensable dans tout allaitement sans exception...* »

Cette réhabilitation de l'allaitement artificiel va peut-être un peu trop loin. Pour que l'élevage au sein d'une femme mercenaire ne vaille pas le biberon, il faut que la nourrice réunisse en elle des défauts tellement capitaux que les conditions de nourriture qui

âge *(enfant de un jour à deux ans) sur ses rapports avec la tuberculose. (Revue de médecine,* octobre 1888, t. VIII, p. 788.)

(1) J. Rouvier. *Précis d'hygiène de la première enfance.* 1893, p. 275.

en découlent dénaturent pour ainsi dire l'allaitement naturel.

L'impression qui ressort de telles paroles et les résultats de la pratique journalière montrent qu'avec des précautions très minutieuses, mais grâce à ces précautions seulement, l'allaitement artificiel peut être dépouillé d'une grande partie de ses dangers.

L'étude de l'allaitement comprend celle du lait de femme, de ses propriétés physiques, chimiques, physiologiques, et de leurs variations diverses; l'étude similaire des substances destinées à remplacer le lait de femme et en particulier l'examen du lait des animaux domestiques, de leur rapport ou de leur différence avec le lait humain, de leurs modifications selon les conditions différentes d'âge, de nourriture, de leurs altérations chimiques, de leur invasion par les microbes et des conséquences de cette infection.

En possession de ces données, le problème à résoudre pour l'allaitement artificiel sera d'offrir au nourrisson un liquide qui se rapprochera le plus possible du lait de femme dans ses principales propriétés, physiques, chimiques, physiologiques, et qui sera incapable de fournir les germes d'une infection quelconque.

Le liquide ainsi déterminé, il restera à en indiquer le mode d'administration.

C'est dans cet ordre, que nous allons entreprendre l'étude de l'allaitement, en commençant par l'étude du lait en général.

Lait.

Le lait est un liquide opalin, complexe, sécrété par la glande mammaire, qui doit être rapproché avec plus ou moins de raison des émulsions, et qui contient dans sa composition des substances, soit dissoutes, soit simplement en suspension.

Le lait, comme un certain nombre de liquides organiques, urine, salive, possède un pouvoir réducteur.

Du lait ajouté en faible quantité, une goutte, par exemple, à un mélange de ferricyanure de potassium et de perchlorure de fer, permet la formation de bleu de Prusse.

On peut même doser le pouvoir réducteur à l'aide d'une solution titrée de perchlorure de fer à laquelle on ajoute, goutte à goutte, de l'urine acidulée par l'acide chlorhydrique jusqu'à ce que la solution témoin de sulfocyanure de potassium ne rougisse plus.

Le lait possède encore une autre propriété organoleptique ; il peut, dans une certaine mesure, émulsionner une petite quantité de corps gras ou de résine.

On s'en servait assez souvent jadis pour émulsionner la résine de scammonée.

Caséine. — D'après M. E. Duclaux (1), la seule matière albuminoïde contenue dans le lait est de la caséine, mais elle y existe sous trois états différents : à l'état de suspension, à l'état colloïdal et à l'état de dissolution. Pour lui, la différence des trois états ne tient qu'à la moindre concentration du liquide, et il interprète de cette façon les autres principes obtenus après précipitation de la caséine.

E. Pfeiffer (2) professe une opinion semblable, de même Sebelien (3), qui désigne sous le nom de

(1) Duclaux. *Sur les matières albuminoïdes du lait.* (*Comptes rendus Académie des sciences*, 1884, t. XCVIII, p. 273 et suiv.) — *Le lait, études chimiques et microbiologiques.* 2e édition, Paris, 1894.

(2) Pfeiffer. *Mittheilungen aus der Untersuchungsanstalt in Wiesbaden*, 1883-84.

(3) Sebelien. *Ueber die Eiweiskoerper der Kuhmilch.* (*Zeitschrift für Chemie*, Bd. 9, p. 215.)

caséine, le précipité par coagulation spontanée ou par l'action de la présure, dans le liquide filtré après séparation de la caséine, et sous celui de *d caséine,* le précipité qu'on obtient ensuite par le tannin.

La caséine en suspension et la caséine colloïdale, toutes deux arrêtées, la première même par le filtre de papier, la seconde seulement par celui de terre poreuse, représentent les 9/10 de la matière albuminoïde totale du lait.

C'est elle que dans les analyses on désigne sous le nom de *caséine* sans spécifier autrement.

Sous le nom de *caséine dissoute,* on entend la substance précipitable à chaud, par les acides, *Ziger* des auteurs allemands (Schübler (1), Zahn, etc.), sans les acides, l'albumine de Bouchardat et Quevenne (2), vue plus tard par Hoppe-Seyler et Zahn.

C'est encore de la caséine dissoute, mais ne précipitant ni à chaud, ni par les acides, mais par l'alcool, le sous-acétate de plomb, le tannin, le réactif de Millon, que la *galactine* de Morin, l'*albuminose* de Bouchardat et Quevenne, la *lactoprotéine* de Millon et Commaille (3), la *protéine du petit-lait* (4), *Molkenprotein* de Hammarsten (5) et les *peptones* de Kirchner (6).

(1) Schuebler. *Untersuchungen über die Milch und ihre Bestandtheile,* 1817. — Hoppe Seyler. *Virchow's Archiv,* Bd. XVIII, 1859.

(2) Bouchardat et Quevenne. *Du lait.* Paris, 1857.

(3) Millon et Commaille. *Nouvelle substance albuminoïde contenue dans le lait. (Comptes rendus de l'Académie des sciences,* t. LIX, 1865.)

(4) Hammarsten. *Milchzeitung,* 1875.

(5) Hammarsten. *Zeitschrift für physiologische Chemie,* Bd III.

(6) Kirschner. *Beitraege zur Kenntniss der Kuhmilch und ihrer Bestandtheile.* Dresde, 1877.

Caséine aussi tous ces corps séparés par MM. A. Danilewski et Radenhausen (1), sous les noms de *caséo-albumine*, de *caséo-protalbine*, *d'albumine des globules gras*, *d'orroprotéine*, *d'albumine du sérum, ortosyntoprotalbine*, *lactosyntogène*, *peptone vraie, pseudopeptone, syntogène.*

CONSTITUTION DE LA CASÉINE. — Les notions concernant la constitution intime de la caséine dans le lait ne sont pas encore fermes.

Il y a déjà longtemps qu'on pense que la caséine se trouve unie à un alcali (2), mais sans être identique à l'albuminate de soude (3), comme les premiers auteurs l'avaient pensé. Ce serait une nucléo-albumine, combinaison de nucléine, albuminoïde contenant du phosphore, et d'albumine (4) ; de plus, elle serait unie à de la chaux, même en proportions diverses (5).

(1) A. Danilewski. *Zur Kenntniss der chemische Konstitution der Eiweisskoerper.* (*Bericht der Petersburger naturschaftlichen Gesellschaft*, 1879, *Archives de Genève*, 1881.)

A. Danilewski et Radenhausen. *Untersuchungen über der Eiweisstoffe der Milch.* (*Petersen's Forschungen*, 1880).

(2) Scherer. *Ann. Chemie und Pharm.*, XL, 19.

Liberkuhn. *Uber Albumin und Kasein.* (*Poggendorf's Annalen*, Bd. 86, p. 117, 1852.)

Soxhlet. *Beitraege zur physiolosische Chemie der Milch*, thèse inaug., 1872. — Biedert.

(3) Hoppe-Seyler. *Virchow's Archiv*, Bd. XVII.

Jahn. *Pflüger's Archiv für Physiologie*, 1869.

Lundberg. *Beitraege zur Chemie des Caseins.* (*Jahrbuch der Thierchemie*, 1876. — *Handwoerterbuch der Chemie von Liebig.* (*Poggendorf's Annalen.* 1e Aufl., Bd. III, p. 229.) — Lubavin. *Ueber künstliche Verdauung des Caseins.* (*Medicinische chemische Untersuchungen von Hoppe-Seyler* Berlin, 1871.)

(4) Hammarsten. *Zur Kenntniss des Caseins und der Wirkung des Labferments.* Upsal, 1877.

(5) Sœlduer. *Die Salze der Milch.* Langensalza, 1888.

Une combinaison acide, contenant moins de 1,55 0/0 de chaux, rougit le papier de tournesol, ne réagit pas sur la phénolphtaléine, coagule par la chaleur; une combinaison neutre contenant 1,55 0/0 de chaux, bleuit le papier de tournesol, ne réagit point sur la phénolphtaléine, ne coagule pas par la chaleur, mais par la présure; une combinaison alcaline, contenant 2,36 0/0 de chaux, bleuit le tournesol, réagit sur la phénolphtaléine, ne coagule, ni par la chaleur, ni par la présure. Peut-être n'y a-t-il qu'une combinaison avec le phosphate tricalcique (1).

Galactozymase. — Aujourd'hui, on tendrait (2) à prendre la défense de la *lactoprotéine* et d'une autre protéine, sur laquelle Béchamp (3) a attiré l'attention, la *galactozymase*.

On s'appuie, pour affirmer son existence, sur la propriété qu'elle possède de solubiliser l'amidon, sans cependant le transformer en glycose. L'ébullition, un chauffage, à 75° empêche cette action; la galactozymase appartient donc aux substances albuminoïdes, classe des ferments solubles.

Elle existe dans le liquide filtré au Chamberland, mais pas dans le sérum, obtenu après coagulation de la caséine par la présure.

Le liquide qui filtre après la coagulation de la

(1) Eugling. *Landwirthschaftlichens Versuchstationen*, 1885, Bd. 31. — Schaffer. *Landwirthschaftliches Jahrb. der Schweiz*, 1887.

(2) Albert R. Leeds. *The chemistry und clinical value of sterilized milk. I. Proteids of cows milk.* (*The American Journal of medical sciences.* Juin 1891, n° 230, vol. CI, n° 6, p. 560 et suiv.)

(3) Béchamp. *Bulletin de la Société chimique* n° 3, 3e série, t. IV, p. 181 et suiv. — *Nature du lait.* (*Académie des sciences*, 12 novembre 1888.) — *Constitution du lait.* (*Académie de médecine*, 5 août 1890.)

caséine par l'acide chlorhydrique étendu a encore une action, mais légère (Leeds).

Quoiqu'il en soit, le lait précipite par l'acide acétique dilué une substance albuminoïde, la caséine, premier fait acquis; le liquide restant après séparation de cette caséine contient encore de la matière albuminoïde, deuxième fait. Au delà de ces deux faits, l'accord reste encore à faire entre les opinions divergentes.

Beurre. — Les matières grasses ou beurre représentent un des éléments organiques importants du liquide de la sécrétion mammaire.

Il est maintenu en émulsion.

L'opinion qui dénie aux globules butyreux toute membrane d'enveloppe semble devoir prévaloir sur celle qui tendrait à la faire admettre.

Sucre de lait. — Le sucre de lait, éminemment soluble, complète les corps organiques.

Sels. — Des sels, le phosphate de chaux mérite une mention particulière, une partie, probablement unie aux matières albuminoïdes, se maintient à l'état de suspension. Le reste du phosphate de chaux et les autres corps minéraux sont en solution. Parmi les autres sels sont : le chlorure de sodium, le chlorure de potassium.

Eau. — L'eau sert de véhicule et compte environ pour les 8 à 9 dixièmes du poids total.

ALLAITEMENT NATUREL.

Lait de femme.

Passons à l'étude des principaux laits employés dans l'allaitement des enfants, en commençant par celui de femme, qui doit nous servir de type et auquel nous devrons comparer les autres, pour voir quelles sont les modifications que nous devrons leur faire subir pour faire que ces succédanés s'en rapprochent le plus possible par leurs propriétés.

Dans les premiers jours qui suivent l'accouchement, la mamelle sécrète un liquide, qui n'est pas encore du lait; c'est le *colostrum*.

QUANTITÉ. — Une nourrice ne doit pas donner moins d'un litre. Par une sorte d'entraînement, on peut arriver à augmenter dans une certaine proportion la quantité de lait excreté par une nourrice. C'est ainsi que M. le Dr Budin (1) à la Maternité de Paris, a pu obtenir des nourrices 2800 grammes de lait par jour, et de faire allaiter 50 enfants par 14 nourrices.

Il y a importance à traire à fond (Guéniot, Bar).

Aussi, dans le cas d'enfant débile, M. Budin conseille de prendre avec la nourrice l'enfant de celle-ci.

Aux Enfants-Assistés, lorsqu'il y avait des ânesses à la nourrisserie, on gardait les ânons quelque temps.

DENSITÉ. — Le lait de femme possède une densité qui oscille entre 1018 et 1045; le degré le plus fréquemment lu au lactodensimètre se tient dans les environs de *1030*.

RÉACTION. — Légèrement alcaline.

1° *Composition moyenne du lait.*

Caséine. — Les incertitudes qui règnent presque encore aujourd'hui sur la nature de la ou des substances albuminoïdes du lait ont aussi introduit des causes d'erreurs dans l'analyse ; ajoutons à cela que certains auteurs ont rapporté leurs résultats au kilogramme et non au litre ; la correction du reste ne cause pas une différence énorme, mais toutefois encore non négligeable.

Nous admettons comme exagérés les nombres de 39,

____

(1) Budin. *Société obstétricale de France*, 5° session, avril 1897.

35 grammes trouvés par Vernois et Becquerel, (1) par Simon et par Gorup Besanez et même ceux de 31 donnés par Payen et Haïdlen. Du reste, Gorup Besanez a corrigé son premier chiffre.

20 grammes sont encore un peu forts, c'est au-dessous de cette quantité jusqu'à *10* environ que semble devoir se trouver la quantité habituelle : M. Bechamp soutient même que le lait de femme est un lait sans caséine.

Le départ entre la caséine en suspension, et les autres variétés d'albuminoïde n'a pas été fait par d'autres que par M. Duclaux et M. J. Koenig, sans que leur résultat soit tout à fait comparable.

La coagulation de la caséine du lait de femme, soit par l'acide acétique, soit par la présure, se fait en très fins grumeaux.

On a voulu y voir un argument pour affirmer la différence de constitution de cette caséine avec celle d'autres laits, du lait de vache en particulier, qui se prend en un coagulum compact, rappelant un caillot fibrineux.

Cette différence n'existe pas. Si la caséine contenue dans le lait de femme ne donne qu'une fine coagulation, la cause en est dans la minime quantité de l'albuminoïde présent, mais non à sa nature spéciale.

La caséine du lait de femme, précipitée par l'alcool et redissoute dans l'eau où elle est facilement soluble, précipiterait à peine par les acides. Cette même caséine desséchée, insoluble dans l'alcool, se dissoudrait complètement dans l'eau ; sa digestion serait rapide.

La caséine de la vache aurait les qualités contraires, d'où la conclusion que les deux caséines seraient chimiquement dissemblables.

(1) Vernois et Becquerel. *Analyse du lait (Annales d'Hyg.* 1853, t. XLIX et L.)

Composition moyenne du lait de femme.

AUTEURS	DENSITÉ	EAU	MATIÈRE ALBUMINOIDE		BEURRE	SUCRE	SELS
			Caséine en suspension	Caséine en dissolution			
Vernois et Becquerel (1) par litre (89 analyses)	1032.67	832.3 à 879 08	39.24	»	26.66	43.64	1.38
Joly et Filhol	1028 à 1032						
Brisson	1020.3(¹)						
Bouchardat et Quevenne (par litre)	1031.92	892.5					
Chevallier et Henry (par lit)	1020 à 1025	879 8	15.2		35 5	65.0	4.5
Simon (2) (15 analyses) par lit	1028 à 1034	890	38			43.2	
femme 36 ans						40.50	
femme 20 ans						36.0	
Lehmann par litre)	1030 à 1034	897				40	
Conrad	1031						
Lheritier	1018 à 1036	869.2					
Clemm et Scherer	1018 à 1045						
Coulier (par litre)		849 à 885					
Donné (par litre)	1032	879					
Doyère					38.0		
Gorup Besanez (3)		872.40		19	42.30	59. 0	2.80
Reizet (par litre)					41.125		
J. Koenig (4)	1027	874.1	10.3	12.6	37.8	62.10	3 1
(mal nourrie)		901.3		16.0	28.3	52.7	1 7
(bien nourrie)		885.6		20.9	46.9	45.1	1 5

H. Ferry (5) (par litre)	1033.50	900.10	10.52		43.43	76.14	2.14
lait de 25 mois (par kil.)	1023		10 05		59.43	73.15	
Mme Brès (6) (par kil.)							0.77
femme Galibis, 3 mois	1029.4		9 54		34.70	74.78	
24 mois	1027.85		13.12		51.96	77.70	1 93
E. Duclaux (7) (par litre)			9.1	0 7	40.4	77.2	1.62
							2.4
							en sus-pens. 0.8 | en so-lution 1.6
Regnault (par litre)		886					
Wartha (8)	1032.76	876.13	17.96	17.96	35.50	49	
Millon et Comaille (par litre)				2.77		70.05	2.01
Haïdlen (par litre)		892	31				
Boussingault (par litre)		884 à 896.3	38				
Payen (par litre)		856 à 858	31				
Szalardi (9) (par litre)	1029 à						
» »	1036 36						
» »	moyenne		12.6 à 21		10 à 48.9	65.2 à 75.7	1.4 à 2 5
» »	1032.75		moyenne		moyenne	moyenne	moyenne
Hofmann (Leipzig)			18.8		33.8	70	21.
			10 3		40.7	70.3	

(1) Vernois et Becquerel. *Du lait de la femme*, p. 167. *Annales d'hygiène.* 1re série, XLIX et L. 1853.

(2) Simon. *Die Frauenmilch.* Berlin, 1838.

A. Donné. *Du lait et en particulier de celui des nourrices de Paris*, 1837.

L. Doyère. *Etude du lait au point de vue économique et physiologique. Annales de l'Institut agronomique*, 1852.

(3) Gorup-Besanez. *Traité de chimie physiologique*, traduct. Schlagdenhaufen, p. 598-601-618.

(4) J. Konig. *Chemie der menschlichen Nahrungs und Genussmittel*, Bd. I, 1882.

(5) H. Ferry. *Etude comparée sur le lait de la femme, de l'ânesse, de la vache et de la chèvre, suivie de tableaux d'analyse*, 1884.

(6) Mme Brès. *De la mamelle et de l'allaitement*, thèse Paris, 1875.

(7) Duclaux. *Le lait*, p. 192.

(8) Wartha. *Annali di chemia e di farmacologia*, 1891. Tarnier et Chantreuil. *Dict. encyclopédique des sciences médicales.*

(9) Szalardi (Buda-Pest). *Examen des nourrices et de leur lait.* (*Gyogyàsrat*, n° 37, 1891.)

Telle avait été l'opinion depuis Simon (1838) jusqu'à Makris (1876) (1).

Mais depuis, E. Pfeiffer a montré qu'on peut précipiter la caséine du lait de femme par les acides si on élève un peu la température (2) et si l'on fait attention à ne pas ajouter un excès d'acide.

Depuis Schmidt (3), Dogiel (4), Struve (5) ont confirmé le fait.

La divergence dans les réactions obtenues tient au dissolvant, aux sels dissous, comme l'a soutenu Scherer (6) et l'avait démontré Kehrer (7) en ajoutant le résidu du lait de femme resté sur le filtre en porcelaine au liquide provenant du lait de vache, passé à travers un même filtre. Transportée dans ce milieu, la caséine du lait de femme se comporte comme celle du lait de vache.

D'un autre côté, l'adjonction au lait de femme des sels qui lui manquent par rapport au lait de vache

(1) Voir pour la revue des travaux allemands sur cette question :

Th. Escherich. *Beitraege zur Frage der künstlichen Ernaehrung.* (*Jahrbuch für Kinderheilkunde und physische Erziehung*, Neue Folges., Bd. XXXII, H. 1 u. 2 janvier 1891, p. 7 et suiv.)

(2) E. Pfeiffer. *Berliner klinische Wochenschrift*, 1882, n° 44, et *Jahrbuch für Kinderheilkunde*, Bd. XIX et XX, 1883.

(3) Schmidt. *Materialen zur Erklaerung der besonderen Eigenthumlichkeiten der Frauen und Kuhmilch.* (*Jahrbericht für Thierchemie*, 1894.)

(4) Dogiel. *Die Salze der Milch und ihre Beziehungen zur den Verhalten des Caseins.* (*Landwirthschaftliche Versuchstationen*, Bd. XXXV, 1888.)

(5) Struve. *Journal für praktische Chemie*, Bd. 29, 1884.

(6) Scherer. *Handwoerterbuch der Physiologie*, von Wagner. 1884, Bd. II, p. 454.

(7) Kehrer. *Die erste Kindernahrung.* (*Sammlung klinischer Vortraege*, von Volkmann, 1874, n° 70.)

permet d'avoir avec les acides un précipité compact et non grenu, (Hammarsten, Sœldner, Dogiel, Biel).

Un phénomène analogue se passe pour l'albumine, dont la précipitation complète est favorisée par l'addition de sulfate de magnésie jusqu'à saturation.

La question semble donc jugée par les chimistes, la caséine du lait de femme et celle du lait de vache ne diffèrent que par la quantité contenue dans ce liquide, et la variété de précipitation tient au sel dissous, sauf la voix dissidente de M. Béchamp, qui tient le lait de femme pour un lait sans caséine.

Beurre. — Les variations du beurre offrent des écarts considérables de *24 à 59* grammes par litre.

Sucre de lait. — Un minimum de 40 grammes par litre et un maximum de 77 représente la quantité de sucre de lait. Les analyses récentes donnent presque toutes des nombres oscillant plutôt autour de *70 grammes* que de 40. Cette différence tient aux méthodes d'analyse défectueuses aux époques antérieures.

Sels. — Les sels ont offert une quantité minima de 0,77 et maxima de 3 gr. 1 ; en général, on trouve *2 grammes* ou un chiffre peu différent.

Eau. — La quantité d'eau varie de 901,3 à 832,3 ; en général la quantité se rapproche avec quelques écarts en plus ou en moins de *890*.

2° *Variations de composition.*

Des analyses publiées par M. le professeur Axel Johannessen (1), il résulte qu'on peut obtenir dans la composition du lait de femme, les variations suivantes :

(1) Axel Johannessen (de Christiana). *Studien zur Secretion physiologie der Frauenmilch.* (*VIII° Congrès internat. d'hygiène.* Budapest, septembre 1894, et *Jahrbuch für Kinderheilkunde*, mars 1895, p. 380. Bd. XXXIX. 44.)

Albumine (Caséine, etc.) moyenne 1,104 0/0.
    maximum 2,6 à 2,8 0/0, minimum 0,6 0/0.
   Azote total 0,13 à 0,23 0/0, except. 0,35 0/0,
  chez sujet à 2;8 0/0 albuminoïde.
  Beurre :   1,5 à 4 0/0.
       2,5   6,5 0/0.
       0,6   2 0/0.
   minimum 0,63 0/0, maximnm, 6,65 0/0.
  Sucre de   2,55 0/0 à 9,77 0/0.
       3.22 à 4,8 0/0.
       3,35 à 4,31
       4,02 à 5,81
       4,03 à 7.19
       3,98 à 5,99.

Voici d'autres analyses :

Variations dans la composition du lait de la femme par Harrington.

	Graisse	Sucre de lait	Substances protéiq.	Cendres	Total des solides	Eau
1	5 16	5 68	4 14	0 17	15.15	84.85
2	4.88	6.20	3.71	0 19	14.98	85.02
3	4.84	6.10	4 17	0.19	15.30	84.70
4	4.37	6.30	3.27	0 16	14 10	85.90
5	4.11	5.90	3.71	0.21	13.93	86 07
6	3.82	5.70	1 08	0.20	10 80	89.20
7	3 80	6 15	3.53	0.20	13.68	86.32
8	3.76	6 95	2 04	0.14	12 89	87.11
9	3 30	7.30	3 07	0.12	13 79	86.21
10	3 16	7.20	1.65	0 21	12.22	87.88
11	2.96	5 78	1.91	0 12	10 77	89 23
12	2.36	7.10	2.20	0 16	11.82	88.18
13	2.09	6.70	1 38	0.15	10.32	89 68
14	2.02	6.55	2.12	0.15	10 84	89.16

A côté de la question de composition moyenne, l'étude du lait de femme comporte un autre problème, celui de sa composition aux différentes époques de la lactation..

Dans les premiers jours, la glande mammaire donne naissance à une sécrétion temporaire, le *colostrum*.

Une fois cette période passée, le lait garde une composition qui n'offre que quelques variantes, qu'on saisit nettement sur un graphique.

Dans la plupart des travaux, on a oublié de mentionner l'âge du lait soumis à l'analyse. H. Féry en a fait une étude spéciale portant sur 25 cas.

En y joignant les quelques examens que nous avons rencontrés dans les auteurs avec mention de cette particularité, nous avons fait les constatations suivantes :

Caséine. — La courbe qui dessine les variations de la caséine indique, à part quelques échappées irrégulières vers des nombres supérieurs ou inférieurs, que l'âge du lait influe faiblement sur la quantité de la substance albuminoïde, ou tout au moins que le sens des variations ne se marque pas nettement.

Beurre. — Il n'en est pas de même pour le beurre dont le graphique reproduit les grandes oscillations.

De l'ensemble général, on constate que du 1er mois au 8e ou 10e l'ascension se produit, peu interrompue de 17 grammes à 77 63, qu'ensuite la ligne se maintient près de 40 grammes.

Mais à partir du 11e mois, nous possédons peu de renseignements ; de plus, le beurre offre, dans une même journée, dans les diverses parties d'une même tétée, de telles différences qu'il faudrait un beaucoup plus grand nombre de faits pour poser des conclusions rigoureuses.

Sucre. — Le sucre semble subir une diminution du 1er au 6e mois environ de 85 à 70 grammes dans les écarts extrêmes, pour se maintenir ensuite avec quelques oscillations aux environs de 75 ; mais, à partir du 11e mois, les analyses se font rares et nous forcent à garder une certaine réserve dans nos conclusions. Du reste, à quelque époque que ce soit, les variations sont minimes.

Sels. — Les sels diminuent très légèrement à mesure que le lait vieillit.

Variations dans la quantité des composants. — Comme l'a fait remarquer Szalardi, le lait de femme ne subit pas à ce point de vue des variations bien notables. Le beurre seul donne des nombres assez différents ; mais ces augmentations et ces diminutions se produisent même dans les diverses portions d'une même tétée.

Au point de vue des variétés de composition du lait de femme, on peut faire les remarques suivantes avec le Docteur Ph. Szcz. Zaleski (1).

1° Le lait de femme gras peut être nuisible au nourrisson.

2° Une alimentation abondante, riche en albuminoïdes augmente la graisse, diminue le sucre, le reste n'a pas d'influence, l'alcool agit de même.

3° Si le régime est convenable le lait l'est aussi.

4° La graisse vient des albuminoïdes des aliments.

Le peu d'influence des circonstances diverses sur la composition du lait de femme ressort aussi des recherches de MM. P. Baumm (Oppeln) et R. Illner (2).

Chez des femmes, dont l'âge du lait variait de 4 jours à 7 semaines, la moyenne assez semblable était la suivante :

____

(1) Ph. Szcz. Zaleski. *Berl. kl. Woch.* Janvier, 1888.
(2) P. Baumm (Oppeln) et R. Illner. *Die Frauenmilch, deren Veranderlichkeit und Einfluss auf die Säuzlingsernährung. (Sammlung klinischer Vorträge,* 1894, *n°* 105.)

	moyenne	minimum	maximum
Albuminoïdes. . . .	2,033	1,414	3,500
Beurre.	3,600	1,420	6,550
Sucre	6,402	5,040	7,756
Cendres	0,227	0,160	0,360
Extrait sec.	12,261	9,609	16,880

Les mères prenaient une nourriture mixte.

Le lait de 5 à 7 semaines ne se distinguait pas de celui de 1 à 3.

Il n'y a pas à rechercher outre mesure une nourrice dont le lait soit de l'âge de l'enfant.

Il n'y a pas plus de dissemblance entre le lait de deux nourrices différentes, qu'entre le lait de deux tétées différentes d'une même nourrice.

La nourriture de la nourrice ne change pas sensiblement la proportion des éléments constituant de son lait, sauf l'excès de graisses qui augmente le beurre.

Aucune modification, tout au moins chimique, lors de fièvre, de menstruation, d'émotion.

A chaque tétée une nourrice suffisante doit pouvoir fournir :

La 1e semaine . . . . 80 gr.
De la 2e à la 4e. . . . . 110 —
De la 5e à la 7e. . . . . 130 —

Influence du régime. — Le régime aurait cependant une certaine influence sur la composition du lait de femme, ainsi, J. Schmidt a relevé qu'après un repas de viande la teneur en albuminoïdes montait à 2 0/0, avec une grande proportion d'hémialbuminose qui ne serait plus digestive.

Après un repas maigre, il n'y aurait que 1,4 0/0 d'albuminoïdes.

Teneur bactériologique. — Le lait pris directement au sortir de la glande se montre le plus généralement stérile, si l'on se met seulement dans des conditions de propreté.

Lorsqu'il est contaminé, le contage vient de l'extérieur et pénètre par le mamelon dans les canaux galactophores. On rencontre alors dans le lait des microbes communs comme les staphylocoques divers, mais non spécifiques, comme on l'a vérifié de plusieurs côtés (Charrin, Honigmann), etc. (voir page 58).

Mais on a pu trouver dans le liquide de la glande mammaire des bactéries pathogènes. Il en est ainsi dans le cas de maladies.

M. le prof. Bozzolo (1) a démontré la présence du diplocoque pneumonique dans le lait d'une femme, au 5e mois de la lactation.

Il acquiert la propriété agglutinante chez les typhiques et semblerait la transmettre à l'enfant allaité, comme l'ont observé MM. Landouzy et Griffon (2).

Ce fait confirme les expériences de MM. Widal et Sicard (3) chez les animaux, et leur donne la sanction clinique.

La réaction agglutinante se transmettrait à l'enfant en perdant de son intensité. Ainsi, chez un enfant. souffrant, il est vrai, de troubles intestinaux, M. Castaigne (4) a noté dans le sérum de la mère une agglutination maximum de 1/1200, dans le lait de 1/600 ; chez l'enfant, elle ne monte pas au delà de 1/30 dans le sérum.

(1) Bozzolo. *Wiener med. Wochenschrift*, no 33, 1891.

(2) Landon et Griffon. *Transmission par l'allaitement du pouvoir agglutinant typhique de la mère à l'enfant. (Soc. de biol.*, 9 nov. 1897.)

(3) Widal et Sicard. *Transmission de la substance agglutinante par l'allaitement. (Presse médicale*, 1897, 28 juillet, p. 14.)

(4) Castaigne. *Transmission de la substance agglutinante typhique par l'allaitement (Société de biologie*, 13 nov. 1897).

Choix d'une nourrice.

Les conditions que doit remplir une bonne nourrice sont multiples et le médecin a souvent de la difficulté à s'assurer qu'elles sont remplies, par suite du manque de bonne foi de la part de la femme qu'il examine dans un bureau de placement, à la ville.

A la campagne, en province, on peut se mieux renseigner.

La mère qui nourrit doit répondre aux mêmes conditions.

L'interrogatoire cherchera à permettre de conclure sur les points suivants.

Age. — Une nourrice doit ne pas avoir moins de 20 ans et pas encore 35 ans et mieux 25 à 30.

Date de l'accouchement. — On a donné comme règle de choisir une nourrice accouchée depuis *plus de 3 mois et moins de 6*.

Nombre d'accouchements. — Une *multipare* sera préférée à une primipare. Toutefois, on ne refusera pas une *primipare vigoureuse*.

Antécédents pathologiques. — On doit dépister : la tuberculose, la syphilis, l'épilepsie, l'hystérie, et toute autre maladie (1).

Examen direct. — **Examen local.** — **Seins.** — On verra *les deux seins*, l'un pouvant être atrophié.

On fixera son choix sur les seins *bien détachés* de la poitrine, *pleins de nodosités* et non bourrés de graisse, *fermes, à veines développées, à mamelons bien sortis*, non rentrés, *perforés d'orifices multiples* ; à la pression, il doit en sortir des jets comme d'une pomme d'arrosoir, *sans crevasses*, etc.

Examen du lait. — On peut faire faire l'analyse chimique, mais le plus souvent l'examen clinique suffit,

(1) Ad. Olivier. *Du choix d'une nourrice*. (*Annales de la Policlinique de Paris*, février 1892, p. 54 et suivantes.)

soit le procédé du compte-gouttes d'Helot (1), à l'aide d'une seringue de Pravaz, soit le procédé diaphanomé-trique d'Hénocque à l'aide de l'hématoscope (fig. 1) (2).

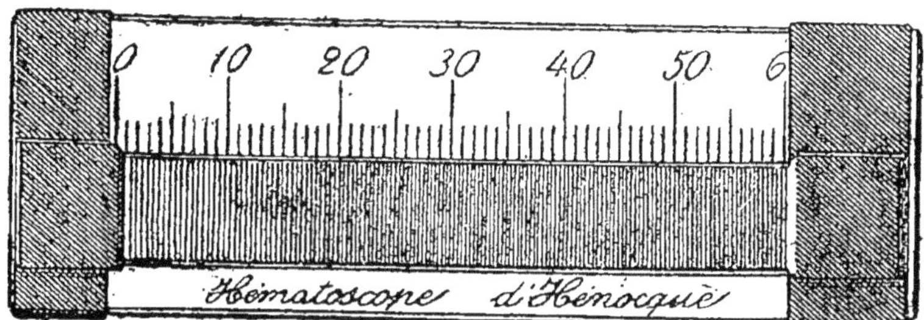

Fig. 1. — Hématoscope d'Hénocque, vu de face.

Avec cet appareil très commode, le lait de femme doit marquer 47, pour remplir les conditions voulues.

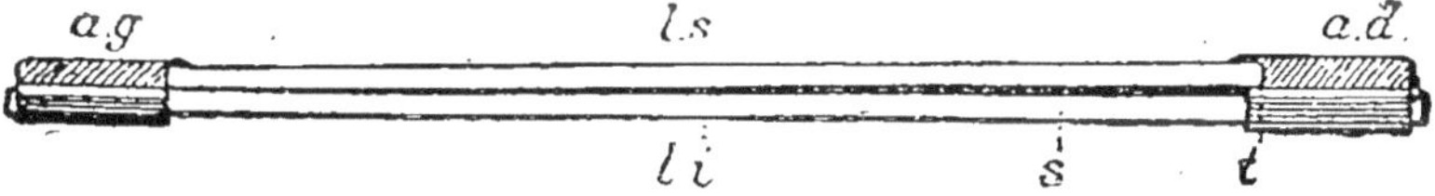

Fig. 2. — Hématoscope d'Hénocque, vu de côté.

Souvent on se contente d'un examen à la vue.

Examen général. — On a prévenu le public médical contre les nourrices blondes, surtout les rousses (vénitiennes de Landouzy), qui, comme les grêlées de variole, seraient prédisposées à la tuberculose.

Les rousses ont, de plus, souvent des sueurs odorantes qui gênent l'enfant (P. Legendre).

On terminera l'examen par la revue des principaux organes, en quête surtout d'une syphilis ou d'une tuberculose possibles.

Le mauvais état de la dentition peut provoquer la dyspepsie (Porak).

(1) Helot. *Union médicale de la Seine-Inférieure*, 1884.
(2) Nephtalis Geston. *Des procédés cliniques d'examen du lait des nourrices*. Thèse Paris, 1892, n° 155.

Nourrices réglées. — On ne peut trancher d'une façon absolue la question des nourrices réglées. L'enfant seul sert de réactif.

Certains enfants ont, au moment des règles de leur nourrice, des troubles digestifs qui se prolongent. Chez ceux-là il faut changer la nourrice.

Chez d'autres, il y a un léger arrêt dans l'augmentation de poids, sans plus ; chez ceux-là, on peut garder la nourrice.

Régime des nourrices. — BASE DU RÉGIME. — La mère ou la nourrice doit non seulement fournir à son entretien vital, parfois même encore à sa croissance, si elle est très jeune, mais prendre les aliments nécessaires au bon fonctionnement de la glande mammaire. Elle a donc besoin d'un régime substantiel et varié.

COMPOSITION. — RATION. — D'après Constantin Paul, à la crèche de l'hôpital de la Charité :

Boissons : Vin coupé d'eau, ou bière. 1/2 litre au maximum en 24 heures. de boisson alcoolique légère, boisson aqueuse à discrétion.

Pain : 450 à 500 grammes.

Petit déjeuner. .	Lait	125 gr.
Déjeuner (midi).	Soupe maigre	0 lit. 30
	Viande cuite.	100 gr.
	Farineux.	0 lit. 15
Dîner (soir). . .	Soupe grasse	0 lit. 30
	Légumes farineux . .	0 lit. 15
	ou 2 œufs	
	Riz.	0 lit. 30

Interdire : Choux, boissons alcooliques fortes.

Se méfier parfois de : Oseille, cresson, moules.

En général, la femme nourrice doit :

1° Conserver son mode habituel d'alimentation tant pour les solides que pour les liquides ; d'un pays à bière, elle doit continuer à boire de la bière, Normande ou Bretonne du cidre, du vin si c'est la coutume de son pays ; mais la *boisson alcoolique* doit toujours être prise en *quantité très minime*.

2° Corriger les fautes d'hygiène alimentaire qu'elle pouvait commettre auparavant.

Médicaments qu'il ne faut pas prescrire aux nourrices. — D'après M. Boissard (1) il faut s'interdire de donner aux nourrices les médicaments et substances suivantes : drastiques, emménagogues, digitale, pilocarpine, purgatifs, salins, podophyllin, rhubarbe, arsenic, antipyrine, opium, sulfate de quinine.

Parmi les substances alimentaires : asperges, alcool, régime lacté absolu (sauf albuminurie ; mais mieux vaut changer la nourrice quoi qu'on ait cité des enfants nourris sans inconvénients par des albuminuriques).

Pour l'alcool, MM. Lancereaux et Vallin ont insisté sur les effets déplorables des abus d'alcool commis par la nourrice sur la santé du nourrisson.

ALLAITEMENT ARTIFICIEL.

Toute tentative d'allaitement artificiel se heurte à deux problèmes.

La première condition réside dans l'analogie des propriétés physiques, chimiques et biologiques de ce lait avec celles du lait de femme, c'est-à-dire que le liquide succédané doit avoir une composition chimique très rapprochée de celle du lait de femme, se comporter et se digérer comme ce dernier.

On doit en plus fournir au nourrisson un lait privé de germes vivants ou tout au moins exempt des bactéries capables d'altérer le lait à brève échéance, et surtout des organismes pathogènes qui pourraient s'y trouver accidentellement, bacille tuberculeux surtout, colibacille, etc.

(1) Boissard. *Journal des praticiens*, mai 1897.

Les progrès faits dans la solution de cette double question nous rapprochent d'un idéal désiré, cependant non atteint encore aujourd'hui.

C'est dans ce sens qu'on a essayé les mélanges et les coupages, le *lait bouilli*, le *lait pasteurisé* et le *lait stérilisé*, le *lait filtré*, le *lait centrifugé* ou humanisé ou maternel.

Laits d'animaux.

Avant de savoir de quelle façon on devra présenter au nourrisson le lait choisi comme succédané du lait de femme, il faut d'abord résoudre une question préjudicielle, pour savoir quel est l'animal dont le lait devra remplacer celui de la mère ou de la nourrice.

Chez nous, avec nos habitudes et l'état d'approvisionnement de nos villes et de nos campagnes, le lait de vache représente l'aliment usuel, auquel nous avons coutume de recourir et qu'il est facile de se procurer partout.

Toutefois, d'autres animaux sont capables de nous fournir un lait utilisable pour l'alimentation artificielle des enfants, et même préférable le plus souvent. Il en est ainsi de l'ânesse, de la jument, de la chèvre, pour ne nommer que les principaux et ne pas citer les exceptions, comme la brebis.

Lait d'ânesse. — Par sa constitution et sa composition chimique, le lait d'ânesse se rapproche le plus qu'il est possible du lait de femme. Les analyses chimiques lui attribuent la composition suivante :

AUTEURS	Densité	Eau	Albuminoïdes		Beurre	Sucre de lait	Sels
			Caséine	Albumine			
J. König. . .	1037	89.64	0.67	1.55	1.64	5.99	0.35
H. Féry. . .	1032	91 4	1.052		3 01	6.93	0.45
Gautrelet . .	1030	»	2.28		3 66	5.82	0.68
Duclaux. . .	»	»	1 33		1.0	6.54	0 43

On voit par ce tableau la ressemblance de ce lait avec celui de femme, surtout dans sa teneur en albuminoïdes. Aussi, on ne doit pas s'étonner si les médecins d'enfants et surtout les accoucheurs proclament ce liquide le meilleur succédané du lait de femme ; mais c'est plutôt un lait pauvre. On ne peut en prolonger l'usage longtemps sans risquer de voir les enfants nourris ainsi se développer incomplètement.

La caséine du lait d'ânesse se précipite comme celle du lait de femme en fines particules.

M. Béchamp a fait à l'Académie de médecine (juillet 1892), une communication sur la composition chimique du lait d'ânesse, dont voici les principales conclusions, dont quelques-unes assez originales.

« Le lait, en général, n'est pas une émulsion.

« Le sucre de lait est le principe immédiat organique commun aux quatre espèces de lait ; mais il présente certaines particularités dans le lait de femme.

« Le lait de femme ne contient point de caséine, ni celui d'ânesse. Les laits de vache et de chèvre sont essentiellement des laits à caséine.

« Dans les laits de femme et d'ânesse, les matières albuminoïdes sont en dissolution à l'état de lacto-albuminates alcalins. Dans les laits de femme et de chèvre, la caséine et la lactalbumine existent pareillement en solution parfaite à l'état de combinaisons alcalines.

« Le lait de femme et des trois autres ne contiennent point de phosphates à l'état libre : le sphosphates y existent dissous par les albuminates ou comme parties intégrantes des globules.

« Le lait de femme contient une matière albuminoïde insoluble dans le sesqui-carbonate d'ammoniaque ; cette substance n'existe pas dans les laits de vache, de chèvre et d'ânesse.

« L'ébullition altère le lait de femme dans sa lactalbumine et annihile la fonction de sa galactozymase: il en est de même des autres trois espèces.

« L'ébullition, pendant deux ou trois minutes, n'empêche pas le lait de vache de se cailler, mais il se caille sans s'aigrir. Pour arriver au même résultat avec le lait de chèvre, il faut, toutes choses égales d'ailleurs, une ébullition plus prolongée. L'ébullition empêche les laits de femme et d'ânesse de s'aigrir, mais non de s'altérer sans se cailler toutefois. L'ébullition, selon sa durée et selon les cas, ne tue donc pas les microzymas, mais modifie leur fonction.

« En principe, l'ébullition peut donc être inefficace pour rendre inoffensif le lait d'une bête malade.

« Puisqu'il en est ainsi et que l'ébullition altère le lait et annihile la fonction de sa galactozymase, l'hygiène rationnelle veut qu'on ne fasse usage, pour l'allaitement artificiel des nouveau-nés, que de lait frais d'animaux sains.

« Il peut être utile de faire bouillir le lait de vache pour l'allaitement des enfants.

« La conclusion de M. Tarnier, que le lait d'ânesse est le meilleur pour remplacer le lait de femme dans l'allaitement des nouveau-nés et des enfants du premier âge, est expliquée par le fait que, comme le lait de femme, le lait d'ânesse n'est pas du lait à caséine. »

L'expérimentation de l'allaitement artificiel par le lait d'ânesse a été tentée sur une large échelle à la nourricerie des Enfants-Assistés à Paris (1).

Parrot a montré l'avantage que pouvait procurer

(1) H. Thuilier. *Rapport sur la construction à l'hospice des Enfants-Assistés d'une nourricerie destinée à l'expérimentation de l'allaitement artificiel.* (*Progrès médical*, 1880, p. 336.)

Lunier et Foville. *L'Hospice des Enfants-Assistés de Paris.* (*Ann. d'Hyg.*, 1883, Tome IX, p. 476.)

cet allaitement pour les petits syphilitiques qu'on ne peut confier à une nourrice saine.

A l'Académie de médecine, De Villiers et Delpech avaient fait un rapport contraire, combattu par Jules Guérin.

Pour chiffrer les résultats, prenons les documents publiés par le Dr A. Wins (1).

Sur 80 enfants, 31 ont succombé, 49 ont guéri.

Plus les enfants sont jeunes, plus ils retirent d'avantage de l'allaitement au pis de l'ânesse. Il faut donc tarder le moins possible à les y mettre.

Dans notre jugement sur la valeur alimentaire du lait d'ânesse, nous ne devons pas nous laisser trop influencer par les résultats en somme médiocres qu'a donnés ce genre d'allaitement à la nourricerie de l'hospice des Enfants-Assistés à Paris (2).

Il ne faut pas oublier que, tout médiocres qu'ils soient, ces résultats n'en constituent pas moins un succès relatif important. Les enfants qu'on fait allaiter par les ânesses rue Denfert-Rochereau appartiennent à cette catégorie de sujets, syphilitiques avérés, nourrissons suspects de syphilis, voire même athrepsiques, qui fournissaient jadis une mortalité de 100 %. On en sauve aujourd'hui environ 30 %, c'est donc un gain manifeste. Je me permettrai même de remarquer que les athrepsiques simples, non syphilitiques, ne sont pas faits pour favoriser la statistique et que leur place aurait probablement été mieux ailleurs.

Ce n'est donc pas d'après ces constatations, que nous baserons notre verdict.

Le lait d'ânesse, surtout pris au pis même de la bête, doit être proclamé *le meilleur des succédanés du lait de femme*. Si son emploi ne peut se vulgariser,

(1) A. Wins. *Thèse*, Paris, 1885.
(2) A. Sevestre. *Études de clinique infantile*, 1890, p. 309, et *Progrès médical*, 1890.

il le doit à deux causes, d'abord sa cherté, 6 francs
le litre, ce qui tient à la petite quantité fournie par
chaque femelle; il est très rare qu'une seule puisse
nourrir quatre enfants peu voraces, aux Enfants-
Assistés, c'est le plus souvent deux, rarement trois;
la seconde cause est son insuffisance nutritive passé
l'âge de trois mois.

Pour les quantités à donner à l'enfant, on peut se
rapporter au tableau suivant.

MOIS		Nombre de repas par 24 heures	Lait de femme par jour	Quantité de lait d'ânesse par jour
			gr.	gr.
1er mois	1er jour	10	30	50
	2e jour		150	200
	3e jour.		400	500
	4e et 5e jour. . .		550	650
	jusqu'à 1 mois. .		650	700
2e mois		8 à 10	600 à 700	775
3e mois		id.	id.	875
4e mois		7 à 8	700 à 800	975
5e mois.		id.	id.	1l,050
6e mois		6 à 7	800	1l,100

On a porté contre ce lait l'accusation de ne pouvoir
se bien conserver du matin au soir, lorsqu'on ne peut
se dispenser de faire une seule fois par jour sa provision. Cet inconvénient, je le concède en partie pour
l'été, dans les fortes chaleurs; encore avec des pré-

cautions minutieuses peut-on arriver à l'écarter. Mais pour l'hiver ou le printemps, je le nie et par expérience. Si l'on veut se donner la peine d'avoir pour son usage journalier deux boîtes au lait, en faïence par exemple; si, chaque matin, on stérilise ces deux récipients par une ébullition d'une demi-heure dans l'eau salée; si l'on a le soin de les laisser aussitôt égoutter, sans jamais essuyer l'intérieur, d'y faire traire directement le lait, sans que les doigts touchent le lait pendant l'opération, d'y bien assujettir le couvercle et de tenir au frais, au besoin dans la glace, je puis affirmer, pour l'avoir pratiqué, que le lait d'ânesse peut se conserver ainsi du matin jusque dans la nuit, sans subir aucune altération, du moins manifeste à la vue et au goût, sans tourner lorsqu'on le tiédit au bain-marie avant de le donner à l'enfant.

Du reste, on pourrait, au besoin, faire la stérilisation du lait d'ânesse, comme on la pratique pour le lait de vache.

Lait de jument. — Sur le lait de jument, nous n'avons guère de renseignements que par nos confrères russes (1). C'est dans le Caucase que cette sorte d'allaitement peut se pratiquer d'une manière courante. Il ne peut guère être utilisé chez nous.

Composition chimique.

	Caséine	Beurre	Sucre
Lait de vache	4	3.5	4
Lait de femme.	2.4	3.6	4.8
Lait de jument.	2.1	1.4	5.5
	1.641	6.872	8.65 et sels

(Gorup-Besancz .

(1) Nil Filatow. *Leçons cliniques sur le diagnostic et la thérapeutique des entérites des enfants.* Trad. allemande de de L. Polowski. Vienne, p. 51.

Karik *Wratsch*, 1884, n° 17.

Hauenstein *Wratsch*, 1882, n° 4.

En Russie, l'emploi du lait de jument donne les mêmes résultats que nous pouvons observer dans notre pays avec le lait d'ânesse, à cette différence près, qu'il est d'un usage beaucoup plus répandu. Chez certaines peuplades du Caucase ou des steppes méridionales de la Russie, le lait de jument compte parmi les aliments journaliers. On lui fait même subir des fermentations diverses, sous le nom de *Képhyr* et de *Koumys.*

Lait de chèvre. — Quoique bien différent du lait de femme et du lait d'ânesse au point de vue de la constitution chimique, le lait de chèvre mérite d'être rapproché de ce dernier (1). La facilité de l'allaitement au pis même de l'animal rend ce mode d'alimentation facile à pratiquer dans les campagnes.

Composition chimique. — Voici ce que donne à l'analyse le lait de chèvre :

Densité	1033 85
Eau	869 gr. 52
Beurre	60 gr. 68
Sucre.	48 gr. 56
Caséine.	47 gr. 27
Sels	9 gr. 10
Azote.	6 gr. 86
	(H. Féry).

L'inconvénient qui résulte de la quantité énorme de caséine qu'il contient est en partie compensé par la prise du lait au pis même de l'animal.

Mais tandis que le lait d'ânesse ne peut être donné après le troisième mois, le lait de chèvre, au contraire, ne peut guère être pris avant le quatrième, le cinquième et souvent même le sixième, d'après M. Tarnier.

Lait de chienne et de truie. — Il serait plus rationnel, pour l'allaitement artificiel, de donner au nou-

(1) Richter, *Berlin. kl. Wochenschrift,* avril 1885.

veau-né un lait d'animal omnivore, comme la chienne ou la truie, parmi les animaux domestiques.

La chienne n'est pas une femelle originairement omnivore, c'est un carnivore, son lait a été du reste essayé.

Reste la truie, véritable omnivore, comme son ancêtre le sanglier, dont le lait en est recommandé par Mme Roy-Duc (1). L'abondance du lait, le régime pour ainsi dire variable à l'infini de la bête, son peu de prédisposition à la tuberculose en ferait le véritable succédané du lait de femme, de beaucoup préférable à celui de vache si communément employé.

Il y aurait là des essais à faire.

Laits divers. — Si l'on veut être complet, on peut encore citer le lait de *brebis*, qui a parfois été utilisé, mais cependant d'une façon exceptionnelle.

Il se rapproche, comme composition, du lait de chienne. Il est épais.

Le lait de *chamelle* ne peut être cité que comme mémoire.

Pour le lait de *louve*, nous pensons que depuis l'histoire fabuleuse de Romulus et de Remus, il est tombé dans l'oubli.

Lait de vache. — Dans la plupart des contrées, on dispose de lait de vache comme lait usuel. C'est avec ce produit, qu'on a l'habitude d'instituer l'allaitement artificiel.

Son étude a suscité un grand nombre de travaux sur la composition chimique, les variations de celle-ci sous des influences diverses.

Pour fixer les idées, voici l'anayse chimique du lait de vache.

(1) Mme Roy-Duc. *De la mortalité infantile. Du lait de l'omnivore et de son emploi pour l'allaitement du nouveau-né.* Vannes, 1888.

Composition moyenne du lait de vache.

AUTEURS	Densité	Eau	Mat. albuminoïde		Beurre	Sucre	Sels		
			Caséine en suspension	Caséine en dissolution			Sels solubles	Phosphate de chaux en suspension	Phosphate de chaux en solution
H. Féry	1033 40	910.08	28.22	»	34.00	52.16	6		
Marchand . , ...	»	910 55	23.82	»	38 40	51 85	7.28		
Chevalier et Baudri-mont	»	842.80	»	»	43 40	64 70	6.30		
Hoffmann (Leipzig) . .	»	»	35		35	50	7		
Duclaux	»	»	33 1	8.4	32 2	49 8	3.9	2 2	1.4
	»	»	27 2	5 5	27.5	53 8	3 5	2.1	1 4
	»	»	32.2	6.8	23.4	50.7	3 8	1 8	2.2

Pour les sels minéraux contenus dans le lait, voici les proportions respectives :

POUR 100 PARTIES de cendres	LAIT DE VACHE			
	Weber		Haidlen	
Chlorure de sodium. . . .	4,74	16,23	4,89	4,43
— de potassium . .	14,18	9,49	29,38	23,86
Potasse	23,46	23,77	»	»
Soude.	6,96	»	8,57	5,86
Chaux	17,34	17,31	25,51	24,25
Magnésie	2,20	1,90	3,87	3,78
Oxyde de fer	0,47	0,33	»	»
Acide phosphorique	28,04	29,13	26,32	25,00
Phosphate de fer	»	»	1,42	1,00
Acide sulfurique.	0,05	1,15	»	»
— carbonique	2,50	»	»	»
Silice	0,06	0,09	»	»

Autre analyse.

Phosphate de chaux	0,231	0,344
— de magnésie . . .	0,042	0,064
— de fer.	0,007	0,007
Chlorure de potassium	0,144	0,'83
— de sodium.	0,024	0,034
Soude.	0,042	0.046
	0,490	0,677

(Haidlen).

	Chlorure de potassium. .	0,994
	— de sodium . . .	0,458
	Phosphate de potasse . .	0,073
	— de chaux . . .	3,458
Sels 7ᵍʳ,28	— de magnésie .	0,657
	— de fer	0,248
	Sulfate de potasse. . . .	0,703
	Silicate de potasse. . . .	0,018
	Carbonate de soude . . .	0,671

(Marchand).

Lait selon les races. — Pour le lait de vache, il faudrait tenir compte de la race de l'animal. Ainsi pour les vaches *hollandaises*, d'après les analyses faites par M. Gabel, voici les qualités observées :

MOIS	Nombre des expér.	Densité	Degré du crémomel	Matières solubles	Matières grasses
Mai.	10	1,0313	9,06	17,16	2,82
Juin.	5	1,0312	7 »	12,10	2,71
Juillet	6	1,0308	8,10	11,88	2,57
Août	6	1,0306	8,00	11,95	2,55
Septembre	4	1,0316	9,50	12,95	2,90
Octobre.	3	1,0306	12 »	17,20	2,75
Novembre.	5	1,0310	11 »	12,04	2,60
Décembre.	4	1,0313	11,20	12,16	2,78
Janvier.	3	1,0316	10,50	11,67	2,60
Février.	4	1,0306	11,50	12,60	2,88
Mars	4	1,0316	10 »	12,30	2,83

Lait de pulpe ou de drêches. — Le lait des vaches qu'on nourrit avec les drêches de brasseries et de distilleries ne possède pas seulement des défauts au point de vue de l'odeur et du goût. L'apparence n'en semble pas changée, mais il est fade ou désagréable au palais et sent mauvais. A la cuisson, il devient jaunâtre, et il a une grande tendance à coaguler spontanément, par suite de son acidité au sortir même du pis.

Les modifications de cette sorte de lait n'étonneront personne, lorsqu'on saura la teneur de 0,65 0/0 d'acide acétique que contiennent les drêches. Une vache peut donc recevoir la valeur de 10 litres de vinaigre par jour, d'après les calculs de M. Girard, chef du laboratoire municipal de Paris.

Lorsqu'on donne aux nourrissons ce lait comme aliment, on peut observer des accidents, dont la

cause semble liée à la consommation du lait défectueux, puisque ces accidents cessent dès qu'on interrompt l'usage de ce lait. Ces accidents ne rentrent
pas dans les phénomènes gastro-intestinaux, gastro-
entérites ou intoxications gastro-intestinales qu'on
observe d'ordinaire chez les enfants à la suite d'écarts
de régime ou de fautes diverses d'hygiène alimentaire.

Voici en quoi ils consistent, d'après M. le Dr Roskam de Liège (1). Les symptômes portent à la fois sur
le tube digestif, sur le système nerveux, sur le système
circulatoire, sur le rein et sur la nutrition.

Aux fesses, apparaît de l'érythème, précurseur et
compagnon de la *modification des selles*, qui aug-
ment de nombre, sans grande exagération, toutefois
au début, puis 6 à 8 ensuite. Elles sont blanchâtres,
glaireuses. Il y a *envie fréquente de boire*.

Ces symptômes digestifs s'accompagnent immédiatement d'un *sommeil profond*.

Bientôt s'ajoutent des vomissements fréquents et
abondants, aussitôt après les tétées. La respiration
s'accélère, 60 à 70 respirations par minute ; il y a
des palpitations cardiaques et, en même temps,
pâleur de la face, puis sommeil profond.

Les urines, moins abondantes que d'habitude,
tachent le linge et répandent une très mauvaise
odeur.

On ne constate *pas de fièvre*.

Pendant ce temps, la nutrition générale dépérit ;
les chairs sont flasques, le poids reste stationnaire ou
diminue au bout d'une huitaine de jours, si le lait de
drêches continue à être donné.

A contraire, si on supprime ce lait et qu'on le

______

(1) Roskam (de Liège). *Annales de la Société médico-chi-
rurgicale de Liège*, avril 1895, p. 159.

remplace par un produit sain, provenant de vaches nourries au fourrage, on assiste, presque du jour au lendemain, à la cessation de tous les accidents.

Cette disparition brusque, l'absence de fièvre, la nature des selles peu fétides, l'absence de ballonnement du ventre, l'accélération de la respiration après et non avant les vomissements, le sommeil impérieux indiquent qu'on se trouve en présence d'accidents toxiques.

Ces accidents se montrent deux ou trois jours après le début de l'alimentation au lait de drèches. On les observe surtout chez les tout jeunes enfants de quelques jours à six mois ; les sujets plus âgés semblent avoir une tolérance suffisante à l'égard de cet aliment.

Les drèches sèches se montreraient plus préjudiciables que les drèches fraîches.

On a jusqu'ici montré de la défiance envers le lait provenant de vaches nourries avec les résidus de raffineries, de brasseries, de distillerie, etc. (*Schlempemilch.*)

Hennig (1), Commaille (2), Girard (3), nous ont mis en garde contre l'usage d'un pareil lait dont les éléments ne représenteraient en moyenne que : 3 0/0 d'albuminoïde, — 1.82 0/0 de beurre, — 3.38 0/0 de sucre, — 0.57 0/0 de sels, d'après Commaille, pour des laits de vaches nourries avec des résidus de brasserie.

Il ne faudra peut-être pas être aussi absolu dans les conclusions surtout lorsque les pulpes ne forment pas la nourriture exclusive des animaux, d'après Ohlsen (4), dont voici les conclusions :

(1) Hennig. *Jahrbuch f. Kinderheilkunde.* Bd. VII, 1874.
(2) Commaille. *Journal de pharmacie.* X, p. 96 et 251.
(3) Ch. Girard. *La nourriture des vaches laitières et son influence sur la compression du lait (Annales d'hygiène publique*, septembre 1884, tome XII, p. 228.)
(4) Ohlsen. *Die Zusammensetzung und der diætetische*

1º Le lait de pulpe frais examiné n'a pas une réaction acide, mais neutre, parfois alcaline.

2º Il ne devient pas plus rapidement acide que le lait ordinaire, l'acidité n'apparaît qu'au bout de 48 heures au plus.

3º La coagulation naturelle se fait avec formation d'un coagulum compact.

4º Le lait de pulpe examiné était de composition très différente ; les aliments ajoutés à la pulpe avaient une grande influence sur la teneur du lait en éléments nutritifs.

5º Le lait en question ne semble pas impropre à l'alimentation des enfants, si les vaches reçoivent en même temps que la pulpe d'autres aliments convenables. L'administration de ce lait aux nourissons n'a produit ni troubles digestifs, ni rachitisme ; toutefois, il faut signaler que dans beaucoup d'analyses la quantité de sels de chaux était au-dessous de la normale.

6º Le résultat de l'examen microscopique et bactériologique n'a pas offert de différence avec celui que donne un lait de vache non nourrie à la pulpe.

Le lait des vaches nourries avec du trèfle gâté fermente et donne de la diarrhée aux nourrissons (1).

Lait des abattoirs. — Ce lait constitue un aliment dangereux, comme le montre le Dr Ostertag (2). Sur les vaches abattues 30 à 40 pour 100 sont tuberculeuses : même parmi les vieilles vaches de certaines étables, on en compte jusqu'à 70 pour 100.

Werth der Schlempemilch. (Jahrbuch f. Kinderheilkunde, N. F. Bd. XXXIV. H.I, 6 mai 1892, p. 5.)

(1) K. Alh. *Deutsch med. Woch,* 30 janvier 1890.

(2) Ostertag. *Zur Milchgewinnung auf Vieh und Schlach-thoefen.(Zeitschrift f. Fleischu. Milch-Hygiene,* Jahrg. V. H.I.)

Avec le lait de ces animaux, Johne a obtenu expé-rimentalement 30 pour 100 d'inoculations positives, Bollinger 55 pour 100 et Bang 15 pour 100.

Le danger croît avec l'existence de la tuberculose mammaire. En Saxe, en 1895, sur 7.175 vaches tuberculeuses abattues, 106 en étaient atteintes.

Früs obtint avec le lait mêlé de 30 bêtes une inoculation très marquée, une vache avait de la tuberculose mammaire.

Le lait des abattoirs ne doit pas être consommé sans être stérilisé.

Conditions de la récolte du lait. — S'il ne nous est pas encore possible de nous procurer dans les grandes villes, pas plus qu'en campagne, du lait de bonne qualité, scientifiquement parlant, cela tient aux conditions défectueuses dans lesquelles se font l'alimentation des vaches et la traite.

Sous une forme succincte, M. Smester (1) a fait remarquer toutes les causes qui contribuent à rendre le lait défectueux.

La mauvaise qualité du lait peut tenir à la mauvaise *nourriture* des bêtes : feuilles de betteraves, navets, pommes de terre germées, artichauts, drèches, tourteaux de colza, de lin, etc.

L'*eau de boisson*, lorsqu'elle provient de mares à liquide boueux et infect, influe sur la qualité du lait.

Le manque de propreté des vaches, par absence de soins et manque de lavages, de brossages, de nettoyages, d'étrillages, donne un mauvais goût au produit.

Voici les précautions qu'on devrait exiger, pour obtenir un lait non contaminé; mais combien difficile avec les errements de nos paysans.

(1) Smester. *Quelques mots sur l'alimentation du nourrisson par le lait de vache.* (Revue des maladies de l'enfance, décembre 1893, p. 584.)

Pour faire la traite convenablement, il faut disposer de récipients, émaillés de préférence, non seulement nettoyés, mais stérilisés, ouverts exclusivement pendant qu'on recueille le lait.

On doit laver le pis à l'eau tiède et avec une solution boriquée saturée ; le trayeur doit de même se savonner les mains, puis les passer à l'eau boriquée.

Pendant la traite, les mains ne viendront jamais en contact avec le lait, qui sera reçu directement dans le vase stérilisé.

Aussitôt trait, le lait ne doit subir aucune manipulation, mais être versé à l'aide d'un récipient stérilisé dans des bouteilles, emplies jusqu'au ras, et hermétiquement fermées, par un bouchon en verre, par exemple.

Lorsqu'on recueille le lait avec ces précautions, il se conserve inaltéré assez longtemps ; M. Smester en a gardé 96 heures au mois d'août, et a même pu en faire voyager. On peut même, dans ces conditions, avoir du lait tout à fait stérile dans un certain nombre d'échantillons.

A ces recommandations, on peut en joindre une autre, c'est de rejeter les premières gouttes de lait sans les recueillir, afin de se débarrasser des premières portions de liquide parfois contaminées de dehors en dedans par les microbes extérieurs, staphylocoques en général, parvenus presque dans les canaux galactophores.

Ce serait là l'idéal, le lait stérile ; mais à quand ce prodige ?

En attendant que l'industrie laitière se dirige dans cette voie hygiénique, il y a intérêt pour le médecin à se rendre un compte suffisant de la valeur du lait fourni à la consommation dans les grandes villes.

Le médecin saura ainsi l'utilisation qu'il peut en espérer.

Altérations du lait.

Les principales modifications que peut subir le lait par suite de son contact avec l'air ambiant portent sur les substances organiques qui entrent dans la composition de ce liquide, sucre de lait, caséine, beurre.

Lorsqu'on laisse reposer pendant un certain temps du lait dans un vase, on ne tarde pas à voir ce liquide se séparer en plusieurs couches de densités différentes. A la surface, remonte le beurre sous forme de crème ; au fond, touche le phosphate de chaux en suspension, vers la partie moyenne se tient la caséine.

A ces modifications purement physiques, sous la dépendance de la seule différence de densité, il est assez rare, à moins de stérilisation préalable, qu'il ne vienne s'ajouter des modifications chimiques sous l'influence des germes multiples charriés par l'atmosphère.

La pullulation des germes dans le lait s'accomplit avec une rapidité extrême. Comme l'a montré Ed. de Freudenreich (1), le lait aussitôt après la traite contient déjà 19 à 320 germes par centimètre cube ; de 1 heure à 2 heures 1/2 après, c'est-à-dire au moment de l'arrivée en ville. 900 à 23.000 ; 24 à 25 heures après, on y décèle de 3.000.000 à 6.350.000 et de 200.000.000 à 577.500.000, à 15°.

M. Miquel a donné des chiffres encore plus forts :

1 heure après la traite.	9.500
4 heures	30.000
8 heures	230.000
25 heures	6.300.000

(1) Ed. de Freudenreich (de Berne). *De la teneur du lait en bactéries. (Annales de micrographie*, 1889-90, p. 115.)

Quoiqu'il soit possible, avec des précautions, d'obtenir du lait stérile, la contamination du lait par les agents extérieurs compte comme une éventualité habituelle, puisqu'on a prouvé, dans ces derniers temps, la pénétration des microbes pathogènes jusque dans les canaux galactophores, en l'absence de toute cause locale ou générale d'infection.

A l'état normal, dans le lait de femme même (1), Cohn et Neumann ont trouvé 85 fois sur 100 des bactéries.

A. Palleske (2), sur 22 échantillons, en a rencontré 10 de contaminés par un même microbe, le staphylococcus pyogenes albus.

Honigmann (3) a constaté 72 fois sur 76 la présence d'un nombre de bactéries variant de 1 à 9.216 par centimètre cube. Les espèces décelées appartiennent le plus souvent au *stapyhlococcus pyogenes albus*, ensuite au *staphylococcus pyogenes aureus*.

D'autres variétés de microorganismes n'apparurent qu'accidentellement et dans un nombre de cas très restreint.

M. Charrin (4) a pratiqué l'examen du lait chez 41 nourrices bien portantes et ayant de beaux nourrissons et a constaté 27 fois la présence du staphylocoque blanc dans le lait.

Même résultat obtenu par M. R. Köstlin (5), qui trouve 75 à 91 pour 100 des microorganismes venus du

(1) Cohn et Neumann. *Virchow's Archiv*, 1891, Bd. XXVI, p. 139.

(2) A. Palleske. *Archiv für pathol. Anatomie und Physiologie und für kl. Medizin*, Bd. CXXX, p. 185.

(3) Franz Honigmann. *Bacteriologische Untersuchungen der Frauenmilch. (Zeitschrift für Hygiene und Infectionskrankheiten*, Bd. XIV, p. 207.)

(4) Charrin. *Société de Biologie*, 2 février 1895.

(5) R. Köstlin. *Archiv für Gynækologie*, t. LIII, 1897.

dehors, ordinairement le staphylocoque blanc, sans inconvénient pour les enfants.

Il faut aseptiser le mamelon pendant au moins deux jours, pour recueillir du lait exempt de microbes.

M. Gaudier (de Lille) a étudié, au point de vue pathogénique et anatomo-pathologique, les *inflammations chroniques de la mamelle*: il a reconnu que ces inflammations étaient dues au staphylocoque blanc; les inoculations de ce microbe dans les mamelles de chiennes a déterminé la production des mêmes accidents rencontrés chez la femme, et qui constituent la maladie noueuse de la mamelle.

Transformation du sucre de lait. — Fermentation lactique. — Une des altérations les plus communes du lait, le lait aigri, provient de la fermentation lactique, dans laquelle un ferment particulier, du genre bacterium, transforme le sucre de lait en acide lactique par simple dédoublement moléculaire.

$$C^6 H^{12} O^6 = 2 C^3 H^6 O^3$$

La démonstration du ferment lactique compte parmi les plus belles découvertes de Pasteur [1]. Ce vibrion se rencontre fréquemment dans la nature.

Le *Bacterium lactis aerogenes*, de même que le colibacille, produisent aussi la fermentation lactique, accompagnée de quelques autres fermentations secondaires formique, acétique, butyrique, acétonique.

Cette action du *bactérium coli commune* et de ses variétés dont est le *bacterium lactis aerogenes*, ne surprend pas, puisque MM. R. Leudet et Wurtz ne font du *Bacterium lactis aerogenes* qu'une forme de ferment lactique.

Un autre organisme, le *bacillus Caucasicus* (Blan-

[1] Pasteur. *Mémoire sur la fermentation appelée lactique. (Annales de chimie et de physique, 3, t. LII, p. 407.)*

chard) ou *dispora Caucasica* (Zopf), mélangé avec les cellules de levain du képhir, fait subir au lait la fermentation lactique à côté de la fermentation alcoolique provoquée par la levure. Dans la préparation du Koumys, il se passe un fait analogue.

Il y a encore bien d'autres microbes qui ont une action semblable.

Le *Vibrion butyrique* ou ferment butyrique agit sur l'acide lactique déjà formé, qu'il transforme en acide butyrique. Il n'a pour le médecin qu'un intérêt scientifique. Il peut exister dans le lait après la traite; mais il n'entre que tard en action et dans un lait tellement modifié que personne ne serait tenté de le consommer.

Transformations de la caséine. — ACTION DES TYROTHRIX (Duclaux), DU BACILLUS SUBTILIS. — Un grand nombre de microbes manifestent une action élective sur la caséine, sans attaquer ni le sucre, ni les matières grasses du lait même au bout d'un an, comme l'ont démontré clairement les recherches de M. Duclaux (1).

Parmi ces agents, la classe des tyrothrix, tant aérobies qu'anaérobies, se remarque entre tous par son importance.

Sous leur influence, la caséine subit des modifications chimiques qui aboutissent à sa transformation en caséine-peptone ou caséone et au développement d'amides, de produits ammoniacaux et aromatiques variables avec chaque genre de tyrothrix : valérianate, acétate, butyrate d'ammoniaque, leucine, tyrosine, urée, glycocolle, butalamine, indol, scatol.

---

(1) Duclaux. *Annales de chimie et de physique*, V^e série, t. III, 1874. — *Le lait, études chimiques et microbiologiques*, 1887. — *Cours de chimie biologique fait à la Sorbonne*, 1887-88 (inédit). — *Chimie biologique*, t. IX. *Encyclopédie chimique*, p. 639 et suivantes.

Aérobies. — Tyrothrix tenuis. — C'est le chef de file
de la série. Il se développe sous forme de bàtonnets,
mobiles, isolés ou enchaînés, grêles, assez régulièrement cylindriques, à contenu très légèrement granuleux. Leur longueur, variable, mesure au moins 3 μ,
leur largeur seulement 0,6 μ. Lorsqu'ils s'allongent

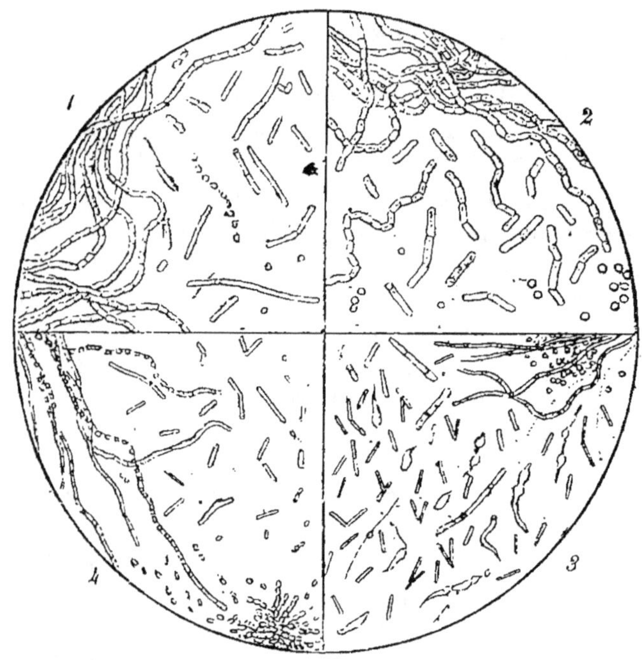

Fig. 3. — Tyrothrix aérobies (d'après Duclaux).
1. *Tyrothrix geniculatus*; 2. *Tyrothrix scaber*; 3. *Tyrothrix virgula*; 4. *Tyrothrix tenuis.*

beaucoup, ils forment des fils immobiles. Dans chaque
article naît une spore ovoïdale.

Dans le lait, ils se réunissent à la surface sous l'aspect d'une pellicule plissée, fragile. Comme conséquence de son développement, la caséine du lait est

d'abord précipitée, puis transformée en caséone; le lait devient presque transparent et d'aspect gélatineux et prend une réaction alcaline. Le microbe agit sur la caséine en sécrétant deux diastases, isolables et précipitables par l'alcool, l'une analogue à la présure, l'autre analogue à la pancréatine; c'est la caséase (Duclaux).

L'action consécutive du microbe sur une minime portion de la caséone fait naître en même temps de la leucine, de la tyrosine, une certaine quantité de valérianate d'ammoniaque.

Le *tyrothrix tenuis* possède son maximum de développement entre 25 et 35°.

Tout jeune, en liquide neutre, il n'est tué qu'entre 90 et 95°;

Agé de 24 heures, le liquide étant devenu alcalin, il peut résister à 100°; à l'état de spores, dans un milieu alcalin, il peut supporter 115°.

Il vit encore après une insolation prolongée; il serait encore actif après 25 ans.

Les autres tyrothrix, isolés par M. Duclaux, distingués, par les épithètes de *filiformis*, *geniculatus*, *distortus*, *turgidus*, *scaber*, *virgula* (fig. 3), agissent sur le lait d'une façon analogue, quoique en général moins active, et donnent naissance à des produits de même ordre.

Tyrothrix filiformis. — Bâtonnet court de 0,8 µ de diamètre, mobile; sporulé, il a la forme d'un fuseau ou d'une masse d'armes, par suite de la grosseur de la spore Sur le lait, il contribue à former une pellicule superficielle à l'aspect de frangipane; dans l'intérieur, il constitue des flocons formés d'enchevêtrements compliqués.

Pendant son développement, le lait reste deux ou trois jours avec une apparence normale, puis tout d'un coup se décolore et devient louche, en passant parfois par une coagulation passagère, qui peut se prolonger par température élevée.

Outre la caséone, le lait transformé contient de la leucine, de la tyrosine, de l'urée, du carbonate d'ammoniaque, de l'acétate et du valérianate d'ammoniaque.

Le *tyrothrix filiformis* adulte, en liqueur acide, meurt au bout d'une minute de chauffage à 100°; mais non dans le lait alcalin.

Les spores dans le lait résistent une minute à 120°, meurent avant 110° dans un milieu moins alcalin.

Tyrothrix distortus. — C'est un bâtonnet mobile en chaîne courte, granuleux, de 0,09 µ de large sur 4,5 à 9 µ de long, à spores oblongues, réfringentes.

Le lait dans lequel il cultive, devenu assez fortement alcalin, prend l'aspect visqueux et la couleur de la gelée de viande et renferme de la caséone, de la leucine, de la tyrosine, du valérianate et de l'acétate d'ammoniaque et du carbonate d'ammoniaque.

A l'état de spores, il résiste à la chaleur jusqu'à 100 et 105°, à l'état adulte jusqu'à 90 et 95°.

Tyrothrix geniculatus. — Il a environ 1 µ de diamètre, d'abord homogène, puis granuleux, avec parfois des renflements irréguliers, toujours immobile, peu actif sur le lait.

Comme produits ultimes, caséone, leucine, tyrosine, valérianate, acétate d'ammoniaque, carbonate d'ammoniaque, plus une substance très amère.

Adulte, il ne supporte pas, en liquide à peu près neutre, 80°; à l'état de spore il meurt à 110°.

Tyrothrix turgidus. — Il mesure 1 µ sur 2 ou 3 µ, très avide d'oxygène, coagule d'abord le lait seulement, si la température est élevée et le transforme ensuite en un liquide translucide, un peu jaunâtre.

L'analyse chimique révèle la présence de caséone, de faibles quantités de leucine, de tyrosine, syntonine, carbonate, butyrate d'ammoniaque, il se dégage de l'acide carbonique. Les matières grasses du lait subissent un commencement de saponification due à la réaction alcaline.

Adulte, le *t. turgidus* meurt vers 80° ; en spores, à 115°.

Tyrothrix scaber. — Il a de 1,1 à 1,2 μ à granulations fines, mobile, forme d'abord une pellicule sur le lait qui très lentement s'éclaircit un peu et contient, à côté de caséine non transformée, de la caséone, de la leucine, de la tyrosine, du carbonate, du valérianate d'ammoniaque, de l'acide carbonique. Le tyrothrix scaber attaque un peu le sucre de lait.

Le tyrothrix scaber adulte meurt par un chauffage d'une minute entre 90 et 95°, en spores à 105, 110°.

Tyrothrix virgula. — Il ne se trouve que dans le fromage.

Anaérobies. — *Tyrothrix urocephalum.* — A la fois aérobie et anaérobie, bâtonnet mobile, mesure 1 μ, apparaît en îlot gélatineux à la surface du lait, puis envahit tout le liquide et prend avec sa spore la forme en massue.

Comme aérobie, il commence par produire de l'acide carbonique ; devenu anaérobie, il dégage de l'acide carbonique, de l'hydrogène, partiellement transformé en hydrogène sulfuré, d'où l'odeur infecte.

Le lait devenu acide contient de la caséone, de la leucine, de la tyrosine, un amide cristallisable, du valérianate d'ammoniaque, des valérianates d'ammoniaque composés ; adulte, en liqueur alcaline, il meurt entre 90° et 95° ; les spores, en liqueur neutre, entre 100 et 105° ; en liqueur très légèrement acide, entre 95 et 100°.

Tyrothrix claviformis. — Purement anaérobie, d'abord bâtonnet de I μ, puis, avec sa spore en clou ou en point d'admiration, il coagule, puis liquéfie la

caséine, et attaque aussi le sucre de lait. Son développement s'accompagne d'un dégagement d'acide
carbonique et d'hydrogène, de formation d'alcool
éthylique et d'un peu d'alcool supérieur (sucre de
lait), de leucine, de tyrosine, d'acétate d'ammoniaque;
la caséine est modifiée en une substance albuminoïde,
coagulable à l'ébullition, précipitée à froid par l'eau

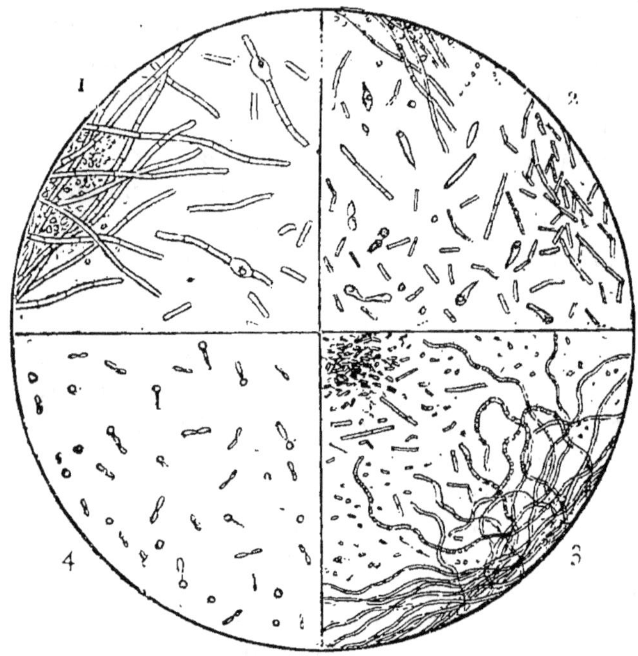

Fig. 4. — Tyrothrix anaérobies (d'après Duclaux).
1. *Tyrothrix catenula*; 2. *Tyrothrix urocephalum*; 3. *Tyrothrix filiformis*; 4. *Tyrothrix claviformis*.

de baryte, ne donnant qu'un faible louche par le
tannin ou le sublimé.

Le liquide, légèrement acide, a une odeur de poire
ou de coing (Duclaux) par suite de traces d'éther.

Tyrothrix catenula. —Il ne peut plus redissoudre la caséine précipitée c'est une bactérie de 0,6 μ. à 1 μ. mobile, polymorphe, dégage des gaz abondamment, acide carbonique, 3 volumes, hydrogène 2 volumes, en partie transformé en hydrogène sulfuré, quoique d'odeur encore fraîche.

De la caséine une petite partie seulement est transformée en une, acide-albumine ; une autre portion fournit la leucine, la tyrosine, l'acide butyrique, la butyrate d'ammoniaque. Il ne forme pas de diastase.

Adulte, chauffé à 85°, il ne vit pas à l'air : à 90° il ne peut même vivre de la vie anérobie. Les spores meurent à 105°.

Bacillus subtilis. — Ce microorganisme si répandu dans l'atmosphère, qu'on rencontre presque constamment dans l'infusion de foin, produit sur le lait des effets semblables à ceux qui résultent du développement du tyrothrix tenuis ; il peptonise la caséine sans la coaguler préalablement.

Même peptonisation avec le bactérium termo, le leptothrix buccal, le spirillum sugula, le bacillus fluorescens liquefians, le bacillus mesentereus vulgatus.

Transformation visqueuse du lait (1). — Au point de vue chimique, on n'est pas encore fixé sur la nature du produit formé.

On a donné comme capable de produire le lait visqueux, le *bacillus actinobacter* (Duclaux), le *bacillus lactis pituisosi* (Lœffler), le *bacillus lactis viscosus* (Adametz), le *streptococcus Rollandius* (Weigmann), etc.

(1) L. Adametz. *Ueber einen Erreger der schleimige Milch Bacillus lactis viscosus).* (*Milchzeitung,* 1889, p. 941.)

Lait rouge. — Le lait peut subir une altération dans sa couleur, qui devient rouge.

La cause de cette altération a été diversement interprétée.

Sous le nom de *Bacterium lactis erythrogenes*, Gœsta Grotenfeld (1) a décrit une bactérie immobile, non pathogène et détruite par l'acidité.

Pour M. Karl Menge (2), le développement de la matière colorante rouge, encore chimiquement indéterminée, tiendrait à un agent bien cultivable, surtout dans le bouillon, sous forme de sarcine (sarcin à rosea) ou de gros microcoques accouplés par 2 ou par 4.

C'est à la présence d'une levure rouge que R. Demme attribuait la formation du lait rouge (3).

Cette levure, *Saccharomyces ruber*, a été non seulement trouvée dans le lait lui-même, mais dans le fromage, à la surface des seaux en bois et sur le sol de l'étable. Son diamètre mesure 4, 5 μ.

Cultivé sur gélatine entre 18 et 22°, ce saccharomyces ruber donne :

Entre la 48e et la 52e heure, des gouttelettes jaunâtres.

Entre le 6e et le 10e jour, des lentilles en forme de tête de clou, à centre framboise clair.

---

(1) Gœsta Grotenfeldt. *Etudes sur la décomposition du lait.* (*Fortschritte der Medicin*, VII, 2. p. 41.)

Ad. Baginsky. *Zum Grotenfedt'schen Bacillus der rothen Milch.* (*Deutsche med. Wochenschrift*, 1889, n° 11.)

(2) Karl Menge. *Zur rothen Milch.* (*Centralbl. für Bacteriologie und Parasitenheilkunde*, VI, p. 596.)

(3) R. Demme. *Ueber das Vorkommen eines rothen Sprosspilzes in der Milch und in Kaese, und das Aufheben von Darmkatarrh bei Kindern frühesten Alters durch den Genuss derartig inficirter roher und unvollstaendig gekochter Milch.* (*Pædiatrische Arbeiten, Festschrift zum Henoch's 70° Geburtstage.* Berlin, 1890.)

Entre la 6ᵉ et la 8ᵉ semaine, une coloration rouge intense.

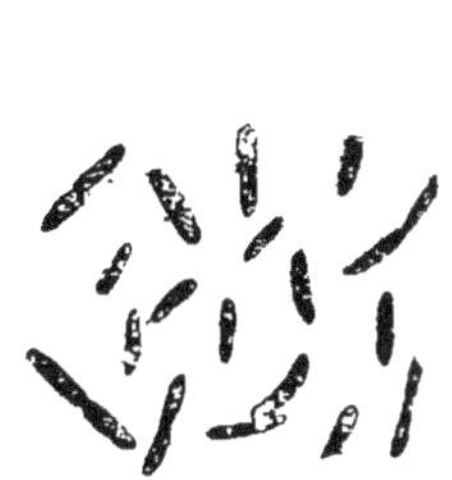

Fig. 5.

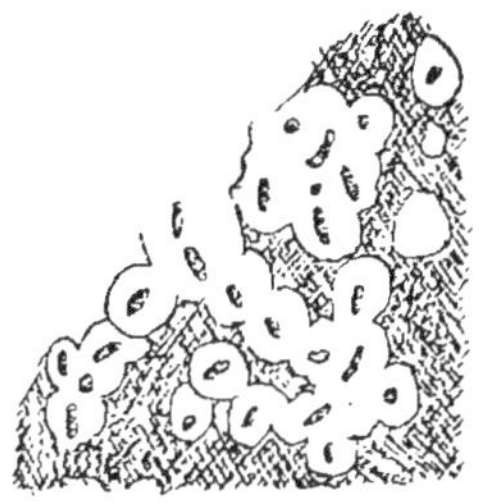

Fig. 6.

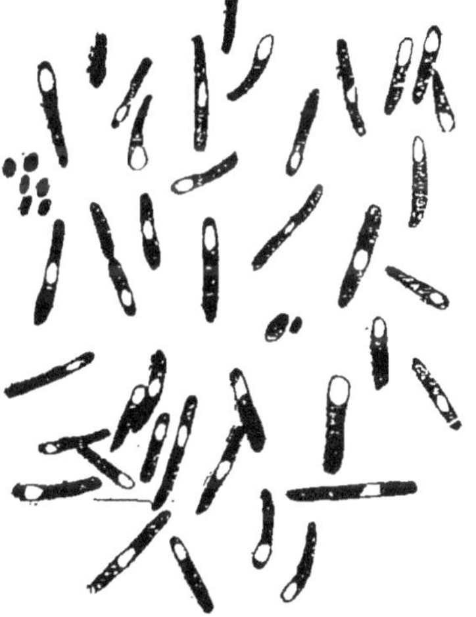

Fig. 7.

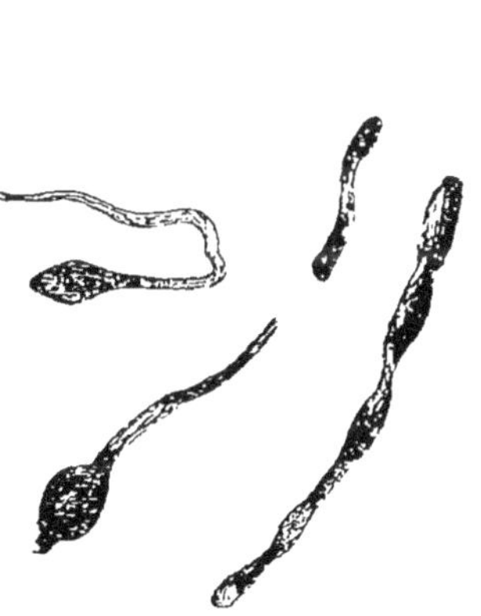

Fig. 8.

Fig. 5 à 8. — Bacilles du lait bleu (d'après Nuelsen).
Fig. 5. — Bâtonnets libres dans le lait.
Fig. 6. — Bâtonnets avec auréole gélifer.
Fig. 7. — Bâtonnets sporifères.
Fig. 8. — Forme d'involution.

Au bout de 8 à 10 mois, la gélatine se liquéfie.
Sur la pomme de terre, il se développe, après l'inocu-

lation, un gazon rouge de 2 à 4 millimètres d'épaisseur.

La matière colorante rouge est soluble dans l'alcool, l'éther et le chloroforme.

Cette levure ne fait pas fermenter le sucre.

A citer encore le *micrococcus prodigiosus* et le micrococoque aérobie cultivé par M. Kerferstein (1).

Lait bleu. — La coloration bleue du lait provient, d'après Steinhoff (2), Mosler (3), Uffelmann (4) du bacille cyanogène ou syncyanique (fig. 5 à 8). Elle exige pour se développer un lait déjà acide.

Lait jaune. — La coloration jaune est causée par le bacillus synxanthus.

Lait amer. — Le bacille du lait amer (Weigmann), le microcoque du lait amer (Conn), et aussi le tyrothrix geniculatus (Duclaux), rendent le lait amer.

Ferments du beurre. — La matière grasse peut aussi subir des altérations, le rancicement en particulier, mais c'est surtout à l'état de beurre confectionné, mais non de lait.

Intoxications par le lait.

Tyrotoxicon. — Sous l'influence d'agents, dont la nature n'a pas été déterminée, le lait peut contenir une substance éminemment toxique, étudiée par M. C. Vaughan (5) sous le nom de *tyrotoxicon* et

(1) Kerfestein. *Centralblatt f. Bacteriologie*, t. XXI, f. 5.

(2) Steinhoff. *Rothe Milch. Handbuch der Militaergesundheitspflege*. Bd. II. Berlin, p. 631.

(3) Mosler. *Virchow's Archiv.*, Bd. XXXXIII, p. 161.

(4) Uffelmann. *Jahrbericht über d. Fortschritte und Leistungen an dem Gebiete d. Hygiene im Jahre* 1884. Braunschweig, 1885, p. 44 et *Handbuch der Hygiene*. Wien u. Leipzig, 1890, p. 200.

(5) Victor C. Vaughan. *Tyrotoxicon; its nature, its chemistry and its action upon animals. (Transactions of the internat. medic. Congress*, ninth session. Washington, 1887. —

que l'analyse chimique identifie avec le *diazobenzol*.

Ce corps, véritable poison, outre qu'il constitue un corps explosible, pourrait, dans certains cas, être la cause des troubles gastro-intestinaux, qu'on englobe sous le nom de choléra infantile ou d'intoxication gastro-intestinale des nouveau-nés (Venton et Wallace).

Infections par le lait (1)

S'il y a utilité manifeste pour le médecin à connaître les altérations diverses du lait, l'intérêt se double lorsqu'il s'agit de savoir les infections que peut véhiculer ce liquide.

Le lait altéré s'offre sous un aspect physique qui le fait en général immédiatement rejeter de la consommation par les personnes les moins expertes en la matière.

Certaines modifications peuvent même présenter un certain avantage au point de vue de la digestion, par exemple la transformation de la caséine en caséone qu'opèrent les tyrothrix, le *tenuis* en particulier. Cette peptonification de la caséine vaut celle qu'on a tenté d'introduire dans la pratique, par l'adjonction de pancréatine dans les laits peptonisés.

Chez les peuplades africaines, et sans aller si loin, en Bretagne, le lait aigri fait partie de la consommation journalière.

Toutes les altérations du lait n'appartiennent pas à cette catégorie et quelques-unes aboutissent à la formation de substances toxiques, le tyrotoxicon par exemple.

t. III, p. 382). — *The use of Cow's milk in the artificial feeding of infants.* (Id., p. 485.)

(1) *Pericoli del latte sotto il punto di vista della propagazione delle malattie.* (*Riforma medica*, 1889, p. 1594.)

Arthur Wurzburg. *Ueber Infectionen durch Milch.* (63e *Versammlung deutscher Naturforscher und Aerzte zu Bremen. Therapeutische Monatshefte*, janvier 1891, p. 18.)

Mais encore ici, le lait altéré empoisonne, mais ne développe aucune maladie proprement dite ; les microbes qu'il contient ne sont pas, en général, pathogènes.

Il en est tout autrement pour le lait infecté. Avec lui, très peu ou généralement même pas du tout de modification physique apparente. Rien ne vient avertir du danger que va courir celui qui absorbera le liquide ; pourtant celui-ci n'en sera pas quitte pour un empoisonnement, non forcément fatal, pour un accident sérieux, mais sans suite aucune, il subira tous les avatars de l'infection avec toutes ses conséquences, selon le microbe, infection aiguë ou chronique, mais toujours maladie pouvant ou aboutir à la mort, ou laisser une impression profonde sur l'organisme tout entier ; c'est que le lait infecté récèle des microbes pathogènes, nuisibles au premier chef.

Les *altérations du lait* représentent les *maladies du lait*, les *infections du lait*, les *maladies par le lait*.

TUBERCULOSE. — Dans les infections par le lait, la tuberculose doit figurer au premier rang.

Une maladie, qui compte à elle seule au moins le cinquième de la mortalité et qui a tant de prise sur l'organisme peu résistant du jeune enfant, mérite d'être étudiée dans toutes ses origines possibles. Or le lait peut servir à transporter le bacille tuberculeux de la vache à l'homme.

La fréquence de la pommelière ou tuberculose bovine chez les animaux menés à l'abattoir, même chez les sujets les plus primés, se passe aujourd'hui de démonstration. C'est un minimum de 2 à 5 0/0 qu'il faut compter (1).

Depuis que la médecine vétérinaire applique les injections de tuberculine au diagnostic de la pomme-

(1) Siedamgrotzky. *Bericht uber dem Velerinaerwesen im Koenigreich Sachsen für das Jahr* 1888, p. 99.

lière, on obtient parfois la réaction typique chez des bêtes d'aspect florissant, ainsi que M. Nocard (1) l'a constaté sur un certain nombre de vaches d'une des fermes des mieux tenues, qui envoient leur lait à Paris, chez lesquelles il a décelé la tuberculose avérée, à l'aide de la réaction caratéristique.

Le danger couru par l'ingestion du lait fourni par des animaux tuberculeux n'a pas échappé à la sagacité de nos devanciers. Il y a déjà longtemps que des règlements sanitaires ont proclamé cette doctrine.

Dès 1875, le conseil vétérinaire allemand (2) proscrivait la vente non seulement de la viande, mais du lait des vaches reconnues tuberculeuses.

En France, le décret du 28 juillet 1888 règle la législation en la matière, par son article 13, ainsi libellé : la vente et l'usage du lait provenant de vaches tuberculeuses sont interdits.

Malgré cette prohibition, malgré une surveillance active, mais très difficile dans le cas particulier et encore plus peut-être dans les campagnes, où la la vente du lait échappe aux prescriptions légales, il arrivera encore sur le marché dans les grandes villes des quantités très appréciables de lait infecté par le bacille de la tuberculose,

C'est ainsi que M. Hipp. Martin (3) sur trois échantillons de laits livrés à Paris à la consommation journalière, a pu. par l'inoculation intra-péritonéale aux animaux, en déceler une moyenne d'un infecté par le bacille tuberculeux, proportion énorme, et qui doit mettre en éveil l'attention des pouvoirs publics.

(1) Nocard. *La tuberculose bovine, ses dangers, ses progrès, sa prophylaxie. (Ann. d'Hyg ,* 1892, t. XXVIII, p. 385), et *La tuberculose bovine à l'Ecole Nationale d'Agriculture; de Grignon. (Annales d'Hygiène,* 1894, t. XXXI, p. 21.)

(2) *Amtliche Bericht.* Augsbourg, 1875, p. 81.

(3) Hippolyte Martin. *Revue d'hygiène,* 1888.

Le Laboratoire municipal (1) a procédé (au point de vue bactériologique) à l'examen des laits vendus à Paris.

Cet examen démontre que sur dix analyses de lait il en a été trouvé : 6 ne contenant rien d'anormal ; 4 contenant des germes pathogènes (bacille de la tuberculose). »

Dans ses expériences M. Obermuller (2) a injecté 2 à 2 c. c. 1/2 de lait du commerce, prélevé chez les détaillants, à quarante cobayes dans le péritoine. Trois de ces animaux ont succombé à la tuberculose péritonéale, huit autres ont péri huit à dix heures après l'injection à l'infection produite par un bacille dont la nature est restée indéterminée.

Dans une autre série d'expériences, il a soumis le lait à l'action d'un appareil centrifuge, qui sépare les parties grasses du lait ; et celles-ci injectées (à la dose de 1 c. c. à un c. c 1/2), aux cobayes : 38 0/0 d'animaux présentèrent des phénomènes de tuberculose, 30 0/0 ont succombé à la tuberculose.

L'auteur conclut que le lait ordinaire (non-stérilisé s'entend) offre un danger de tuberculose.

Lorsque la vache pommelière porte des lésions tuberculeuses au niveau de la mamelle, l'infection du lait s'en suit fatalement.

Un accord unanime règne sur ce point particulier de la question, qu'on peut, dès aujourd'hui, compter comme définitivement acquis.

M. May (3) et M. Nocard (4) affirment, d'après

(1) *Bulletin municipal officiel de la Ville de Paris*, 23 novembre 1896.

(2) Obermuller. *Hygienische Rundschau*, 1895.

(3) May. *Archiv für Hygiène*, Bd. 1, 1883, p. 121. — *Om Tuberculose i Koens yver og om tuberculös Mälk. (Nordiskt med. Archiv*, 1884.)

(4) Nocard. *Bulletins et mémoires de la Société centrale.*

M. B. Bang (1) (Copenhague), qui a défendu la même opinion à plusieurs reprises, par des expériences multipliées, le lait de vache ne courrait guère la chance de la contamination tuberculeuse que dans le cas où l'animal producteur serait atteint de mammite bacillaire.

Toutefois, les recherches de M. May et celles de M. B. Bang ajoutent quelques notions dignes de remarques ; s'ils reconnaissent infecté le lait secrété par une mamelle tuberculeuse, ils constatent aussi que le lait produit par une moitié saine ou simplement enflammée de l'organe contient le bacille tuberculeux et qu'injecté à des cobayes, il provoque chez eux le développement de la tuberculose, tout comme le lait provenant des portions de la mamelle manifestement malades.

Sur 48 lapins inoculés par voie intra-péritonéale avec du lait de 2 vaches tuberculeuses, sans localisation mammaire, deux sujets devinrent tuberculeux.

Dans son dernier travail, M. B. Bang inocula dans le péritoine à 40 cobayes de 1 à 3 cmc. de lait de 21 vaches pommelières avérées, mais sans tuberculose mammaire. Quatre cobayes du lot examinés de 25 jours à 4 mois, furent trouvés tuberculeux, mais un examen plus minutieux fit découvrir chez trois de ces quatre vaches au niveau de la glande des lésions minimes passées inaperçues au premier examen. Dans les quatre cas on avait trouvé le bacille tuberculeux

de *médecine vétérinaire*. 1885, p. 49, p. 62. — *Congrès de la tuberculose* en 1888.

(1) B. Bang (Copenhague). *Deustche Zeitschrift für Thiermedicin*, Bd. II, 1885, p. 45. — Bd. XVII, 1890, p. 1. — *Ist die Milch tuberkuloser Kühe virulent, wenn das Eiter nicht ergriffen ist? (Verhandlungen des X. internat. med. Congress.)*

dans le lait. La quatrième vache mourut de tuberculose rapide, avec suppuration mammaire de nature indéterminée.

Outre qu'on peut retenir déjà que la tuberculose mammaire peut rester d'un diagnostic problématique à son début, on voit qu'une vache indemne de localisations à la mamelle a cependant fourni du lait capable d'infecter un cochon d'Inde par injection sous-cutanée.

Même à supposer chez cette dernière vache une tuberculose mammaire au début, impossible encore à diagnostiquer, même à l'autopsie, le danger que peut courir le consommateur ne diminue en rien, puisqu'on ne pourra matériellement avoir aucune raison pour interdire la vente de ce lait. Il faudra toujours compter avec l'inexpérience, l'ignorance et même avec l'intérêt de l'éleveur.

Les injections d'épreuves à l'aide de tuberculine demanderaient à être vulgarisées et seraient d'un grand secours pour dévoiler toute tuberculose latente. L'avenir est là.

Mais contrairement à cette opinion restrictive de l'infection du lait chez les seules vaches pommelières à localisation mammaire, s'est fait jour un avis opposé, celui de l'infection bacillaire du lait fourni par les vaches pommelières, même en l'absence de toute lésion de la mamelle.

Ici le danger s'accroît par la difficulté inhérente au diagnostic précoce de la tuberculose, encore plus ardu chez les animaux que chez l'homme.

Le rôle à faire jouer à la tuberculine dans la découverte de la tuberculose latente chez les bovidés apparaît aujourd'hui très étendu. Grâce aux injections d'épreuves systématiquement appliquées, par une obligation légale, aux bêtes de ferme, on peut espérer éliminer tous les sujets douteux.

Mais, en attendant un si désirable avenir, la question d'hygiène demeure tout entière.

Or, chez des vaches pommelières à mamelle reconnue ou semblant indemne, le lait a été déclaré contenir des bacilles tuberculeux par des auteurs différents. Tel le résultat des examens de Csokor (1), de Ernst Harold (2). Ce dernier examina 114 échantillons de lait provenant de 36 vaches tuberculeuses sans lésions mammaires, 17 échantillons, fournis par 10 vaches, contenait le bacille de Koch, c'est-à-dire dans une proportion de 27,77 %.

M. Bollinger (3) (Munich) a expérimenté sur une portée de huit petits cochons. Quatre prennent le lait d'une vache tuberculeuse, quatre celui d'une vache saine. La truie, ses huit petits, les deux vaches nourrices sont abattues. Les quatre petits nourris par la vache tuberculeuse portent des lésions multiples de tuberculose.

M. Bollinger admet que le lait de vaches pommelières sans tuberculose du pis est virulent dans une proportion de 55 %.

Dans ses inoculations sur les cobayes, M. K. Hirschberger (4) a vu le lait de 20 vaches tuberculeuses donner 11 fois la tuberculose aux cobayes.

(1) Csokor. *Wiener kl. Wochenschrift*, 1890, p. 580.
(2) Ernst Harold. *Fifth Annual report of the State Board of Health of the State of Maine for the year* 1889. Augusta 1890, p. 176, et *How far may a cow be tuberculous before her milk becomes dangerous as an article of food?* (*American Journal of the med. Science*, nov. 1889, p. 439.)
(3) Bollinger. *Aerztliche Intelligenzblatt*, 1883, p. 163, et *Gehalt der Milch perlsüchtiger Kuhe an Bacillen ohne Tuberkulose des Enters* (62° *Naturforscher Versammlung* 1884. (*Berl. kl. Woch.*, 1889, p. 925.)
(4) Hirschberger. *Experimentelle Beitraege zur Infektiositael der Milch tuberkuloeser Kühe.* (*Deutsche Archiv f.*

5 vaches atteintes de tuberculose généralisée ont donné 80 % de cobayes tuberculeux.

6 vaches atteintes de tuberculose moyenne ont donné 66 % de cobayes tuberculeux.

9 vaches atteintes de tuberculose pulmonaire seule 33 % de cobayes tuberculeux.

Il fait observer qu'il n'a pu qu'une seule fois constater le bacille au microscope. Il faut remarquer aussi qu'il n'a obtenu qu'une tuberculose à marche lente.

De même Ernst Harold avec le lait des vaches atteintes de tuberculose uniquement pulmonaire obtint 37,5 % d'inoculation suivie d'infection chez les cobayes et 15,15 % chez les lapins. Des quatorze vaches mises en expériences, sept avaient un lait infectant, c'est-à-dire la moitié.

A ces résultats, les partisans de l'opinion, qui nie l'infection du lait en l'absence de tuberculose mammaire, opposeront le manque de rigueur du diagnostic. Il semblait pourtant y avoir des faits sérieusement contrôlés qu'on ne peut discuter. En tout cas, resteraient toujours ces cas de diagnostic impossible, en nombre suffisant peut-être pour commander la vigilance.

L'infection tuberculeuse du lait démontrée, éventualité indéniable, reste à rechercher le danger de transmission au consommateur.

Dans les conditions habituelles de consommation du lait, le bacille tuberculeux contenu dans le lait possède toute sa vitalité.

Dans les temps chauds et orageux, les marchands de lait en gros soumettent bien leur produit à une température de 60° et le refroidissent ensuite brusque-

kl. Med., XLIV, 1889, p. 500, et Centralblatt f. der med. Wissenschaft, n° 34, 1889. d'après Int. kl. Rundsch., 1889, p. 1572.)

ment. Ce traitement n'a qu'une influence très médiocre sur le microbe.

Une température de 42°, prolongée pendant trois mois, arriverait à le détruire, mais ce n'est que le chauffage à 100° qui donne une certitude.

Le lait infecté, consommé cru, le même lait chauffé à 60°, ou même bouilli à feu nu (85°) ou au bain-marie (98°) garde une virulence peut-être variable, mais virulence pas moins. De ce côté donc, aucune sécurité.

Certaines recherches ont fait penser que les ferments du tube digestif possédaient un pouvoir bactéricide à l'égard du bacille tuberculeux contenu dans le lait. (Hirschberger, Wesener (1), Bollinger.)

Il aurait été intéressant que le suc gastrique détruisît l'agent pathogène; on y aurait trouvé peut-être l'explication de la résistance probablement plus grande de l'adulte à l'infection par le tube digestif par suite de la teneur de son suc gastrique en pepsine, et surtout en acide chlorhydrique.

L'infection de l'enfant plus facile aurait reconnu la composition inverse de son suc gastrique, absence de pepsine, remplacée par la présure (lab-ferment), absence complète ou presque complète d'acide chlorhydrique.

Quoi qu'il en soit, pour notre étude qui vise l'enfant, les sucs digestifs ne constitueraient donc pas un moyen de défense contre l'infection.

Du reste, d'autres recherches [Sormani, Falch (2),

(1) Wesener, *Kritische und experimentelle Beiträge zur Lehre von der Fütterungstuberkulose*. Freiburg, 1885, p. 49, 70. — Fiorentini et Parietti (Pavie), *Bacille tuberculeux et coli dans le lait.*

(2) Falch. *Virchow's Archiv*, Bd. LXXIII, 1883, p. 177, et *Berliner kl. Wochenschrift*, 1883, p. 774.

Baumgarten (1), Fischer, Heim (2) ont apporté des restrictions ou infirmé les travaux précédents ; même au milieu des fermentations diverses, le bacille tuberculeux conserve son activité.

Cependant le lait tuberculeux dilué à 1 pour 40, 1 pour 50, 1 pour 100 perdrait des propriétés virulentes d'après Gebhardt (3). Cette constatation est grosse de conséquences, puisqu'elle fait prévoir qu'on peut parer au danger en mélangeant du lait tuberculeux à du lait sain. Ce mélange, c'est ce qu'offre le lait commercial produit par un grand nombre de vaches.

Loin donc de préférer le lait d'un même animal, il vaudra mieux demander un liquide provenant d'un certain nombre.

Dans toutes autres conditions. la facilité de la transmission de la tuberculose par le lait des vaches pommelières semble d'une facilité effrayante.

Il n'y a rien d'étonnant, quand on voit les résultats de l'inoculation intestinale par les autres matières tuberculeuses. A titre d'exemples, les rats tuberculeux de Berck.

Chauveau a dit : «... sur cent veaux de lait issus « de parents sains et nourris avec de la matière tuber- « culeuse, cent deviendront tuberculeux en six semai- « nes. »

Avec du lait additionné artificiellement de culture de bacille de Koch, donné pendant 10 à 12 semaines

(1) Baumgarten. *Centralblatt f. kl. Med.*, 1884, p. 25, et *Lehrbuch der path. Mykologie.* Braunschweig, 1890, p. 349.

(2) Heim. *Arbeit an der k. Gesundheit-Amt.* Bd. V, 1889, p. 294.

(3) Gebhard. *Virchow's Archiv .* Bd. CXIX, 1890, p. 127. — De Villiers. *Sur le lait comme agent de transmission de la tuberculose. (Bulletin de l'Académie de médecine,* 1890 2e série, XXIII, p. 145.)

comme nourriture à des cobayes, M. Baumgart en rendit infailliblement tous ces animaux tuberculeux, avec lésions spécifiques de l'intestin, des ganglions mésentériques et du foie. Même résultat obtenu par Fischer et Wesener.

Mais on peut objecter que dans ces expériences, la prolongation de la nourriture infectante, l'abondance des bacilles ajoutés dépasse de beaucoup la quantité qu'on rencontre dans les conditions habituelles; en effet l'infection des animaux varie selon la durée de l'allaitement bacillifère, la richesse et le volume des cultures additionnelles.

Chez l'enfant, R. Demme, F. Stangen ont montré la fréquence de la tuberculose intestinale chez les enfants nourris avec du lait de vache cru.

Dans le lait, le bacille dépose des toxines nuisibles, même après destruction du microbe (Pasquale de Michele) (1).

Tableau très sombre, si l'infection suivait aussi fatalement.

Dans la pratique, on réalise rarement les ingestions intensives, que représentent les conditions expérimentales.

Il faut pour toute infection un terrain préparé, faiblement résistant à la germination de la graine; l'intestin offrirait au bacille de Koch, d'après Koch lui-même, un milieu de culture bien inférieur au poumon. Il y a cependant, de l'avis des médecins d'enfants (2) et des vétérinaires, peut-être une certaine

(1) Pasquale de Michele. *La Pediatria*, août 1894.
(2) Orth. *Lehrbuch der specielle pathologische Anatomie*, Bd. 1, Berlin, 1887, p. 839, 841.
Cohnheim. *Die Tuberkulose vom Standpunkte der Infectionslehre*. 2 Aufl. 1881, p. 25.

restriction à faire pour la tuberculose intestinale et surtout mésentérique chez les très jeunes sujets, part faite de coïncidence possible (Bollinger, Baumgarten, Orth, Bang).

Même avec la présence de bacilles indubitablement constatés dans le lait de vache donné cru à des enfants, R. Demme (1) et Stang (2) ont observé l'absence d'infection chez ces derniers.

Bollinger (3) a vu rester sains 22 nourrissons élevés avec du lait cru de vaches tuberculeuses. Léonhardt (4 , Epstein (5), Law (6), Uffelmann (7), Johne (8), Meyerhoff (9), Hermsdorff (10), Brouardel (11) ont rapporté des faits analogues, quelques-

Aufrecht. *Centralblatt für die med. Wissenschaft*, 1882, p. 291.

Peterson. *Thiermediz. Vortræge*, herausgegeb. von G. Schneidemühl, Bd. II, Heft I, 1890, p. 13.

(1) Demme. *Medicinal Bericht über der Thaetigkeit der Jenner'schen Kinderspitales in Bern.* 17e année, 1879, p. 27, 20e année, 1882, p. 48, 24e année, 1886, p. 20.

(2) Stang. *Aerztliche Intelligenzblatt*, 1876, page 34.

(3) *Id.* 1880, p. 412.

(4) Leonhardt. *Correspondenzblatt für Niederrheinischen Verein für offentliche Gesundheitspflege*, 1877, p. 213.

(5) *Vierteljahrschrift für der practischen Heilkunde*, Bd. XXXVI, p. 114.

(6) Law. *National board of health, bulletin*, vol. 2, 1880-81. p. 455.

(7) Uffelmann. *Archiv für Hygiene*, 1880, p. 433.

(8) Johne. *Deutsche Zeitschrift für Thiermedicin*, Bd. IX, 1883, p. 57.

(9) Meyerhoff. *Zeitschrift für kl. Medicin*, Bd. VIII, 1884, p. 575.

(10) Hermsdorff. *Ueber primære Intestinaltuberculose.* Inaugural Dissertation, Munich, 1889, p. 18.

(11) Brouardel. *Bulletin de l'Académie de médecine*, 1890, t. 23. p. 132.

uns avec autopsie de la vache et de l'enfant, c'est-à-dire dans des conditions de démonstration certaine.

De ce faisceau de faits que conclure? Que les enfants qui reçoivent du lait de vache tuberculeuse ne courent qu'un danger d'infection relatif, mais tout relatif qu'il soit, ce danger doit compter sérieusement parmi les portes d'entrée de la tuberculose et qu'il nous faut faire tous nos efforts pour le supprimer totalement. Sachant d'où il vient, nous le pouvons, nous le devons.

Fièvre typhoïde. — C'est par l'intermédiaire d'un personnel malade ou accidentellement contaminé par les linges, ou par l'eau de lavage des ustensiles ou ajoutée par fraude que le lait reçoit le bacille typhique.

Il en résulte des épidémies locales de fièvre typhoïde, comme celle des prisons de Strasbourg relatée par von Mering (1). Des faits analogues ont été publiés par Lennartz (2) (Leipzig) et Mac Fadyen (3).

C'est surtout en Angleterre, qu'on a accusé le lait d'être l'origine du typhus. E. Hart (4) en cite 51 épidémies jusqu'en 1881, avec un nombre de 3.500 malades; depuis jusqu'en 1890, Russel (5) en compte 69 et un nombre de 3900 malades.

Ces documents statistiques ne sont peut-être pas

(1) Von Mering. *Typhusepidemien durch Milch* (64° *Versammlung der Gesellschaft deutscher Naturforscher und Aerzte im Halle a. S.* 21-25 septembre 1891. *Internat. kl. Rundschau*, 1891, n° 4.)

(2) Id.

(3) Fayden. *Epidemie of typhoïd from milk at sterling.* (*British médical Journal*, juin 1889.)

(4) Hart. *Transactions of the international medical Congress, 7, session held in London.* London 1881, vol. 4, p. 491.

(5) Russel, *Bristish medical Journal*, 1890, 1, p. 200.

à l'abri de tout reproche, non comme exactitude de chiffre, mais comme démonstration.

Si, dans les différentes relations, on établit bien la présence d'un typhique au domicile du laitier et la dissémination de la maladie dans la seule clientèle de ce marchand, on n'a pas fait la preuve bactériologique, même dans les faits récents. Le rapport de cause à effet a été, ce semble, trop vite adopté, sans raison suffisante:

En Suède, six épidémies, d'après Ernst Alinquist (1), proviendraient de la consommation de lait infecté. Pareille conclusion pour d'autres, en Norwège, en Danemarck, en Allemagne, en Hollande, en Suisse en Amérique, en Australie.

Le lait véhicule le germe de la fièvre typhoïde, qui est le bacille d'Eberth (fig. 1).

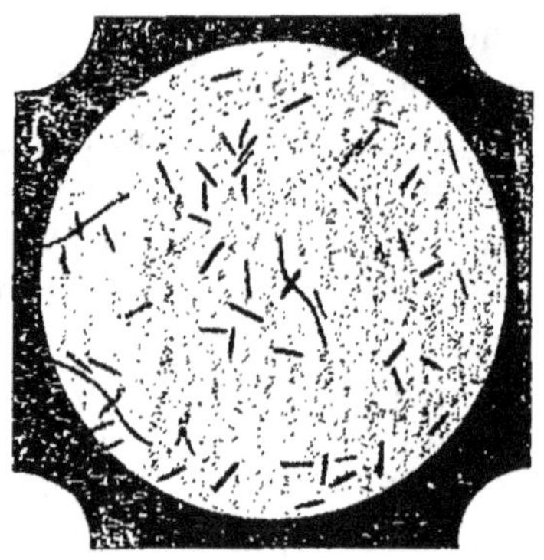

Fig. 1. — Bacille d'Eberth ou de la fièvre typhoïde. (Besson.)

Le fait s'est présenté d'après M. le Dr Vincent (2) à la ferme D., à Aïre. 36 personnes en 4 mois furent atteintes après un premier ouvrier, dont on avait lavé le linge dans un bassin qui servait à rincer les ustensiles.

(1) Alinquist. *Einige Erfahrungen über Verschleppung von Typhusgift durch Milch. (Deutsche Vierteljahrschrift für oeffentliche Gesundheitspflege*, XXI, 1889, p. 327, et *Zeitschrift für Hygiene*, Bd. VIII, 1890, p. 137.)

(2) Vincent. *Note sur une épidémie de fièvre typhoïde propagée par le lait.* Genève, 1890.

Dans le lait, le bacille d'Eberth conserve sa virulence 35 jours (Heim) (1).

A l'état normal, le suc gastrique ne nous protège que très incomplètement (Chantemesse et Widal) (2) grâce à son acide chlorhydrique. Il faut 3 heures de séjour dans le suc gastrique pur pour faire succomber le microbe (Straus et R. Wurtz) (3).

Déjà à une température sèche de 60°, la variété du bacille d'Eberth à petite sphère terminale, meurt au bout d'une heure (H. Buchner) (4); au bout de 20 minutes à 60° de température humide (Pfühl) (5), les formes vivaces du typho-bacille sont tuées. On obtiendrait déjà ce résultat par un chauffage de 10 minutes à 57° (Sternberg et Janowsky) (6).

M. Chantemesse (7) nous met en garde sur la présence dans le lait aigri d'un bacille ressemblant au typho-bacille, mais dont les cultures dans le bouillon donnent au bout de 24 heures une colloration rouge par l'adjonction d'un centimètre cube de solution aqueuse au millième de nitrate de potasse et quelques gouttes d'acide sulfurique.

Coli-bacille. — Par suite du manque de propreté dans les étables, le lait s'infecte facilement par le coli-bacille. C'est ainsi que M. Abba (8), par l'inocu-

(1) Heim. *Arbeiten aus d. k. Gesundheitsamt.* Bd. V.

(2) Chantemesse et Widal. *Archives de physiologie*, 1887, p. 200.

(3) Strauss et Wurtz. *Archives de médecine expérimentale*, 1889.

(4) Buchner. *Centralblatt f. Bacteriologie*, 1888, n° 12.

(5) Pfühl. Id. nov. 1888.

(6) Id., Bd. VIII, n°s 14 et 15.

(7) Chantemesse. *Traité de médecine* de Charcot-Bouchard, art. Fièvre typhoïde, t. 1, 1891, p. 724.

(8) Abba. *Sulla constante presenza del bacillus coli communis nel latte de vacca*, analysé dans *Lo Sperimentale*, n° 22, 30 novembre 1872; p. 435.

lation sous-cutanée aux animaux de lait de vache, ob·
tint des abcès peuplés exclusivement de bacillus coli
communis.

La contamination peut aussi se produire lorsque le
lait séjourne dans les salles d'hôpital, surtout dans
les crèches ou les services d'enfants, dont l'atmosphère
contient en permanence le coli-bacille, comme l'ont
montré A. Lesage et Macaigne. Dans ces circonstances,
on a affaire à une espèce virulente et très pathogène.

APHTES. — Bien qu'il règne encore quelque obscurité sur l'agent fauteur de la stomatite aphteuse,
car le *staphylococcus pyogenes citreus* de Passet et le
staphylococcus de Rosenbach trouvés par Fraenkel ne
sont pas spécifiques, il semble bien probable que les
aphtes de l'enfant puissent provenir du lait provenant
des vaches atteintes de fièvre aphteuse.

Dès 1765, Sagar aurait observé chez les moines
d'un couvent, dont les vaches avaient la fièvre aphteuse, une épidémie caractérisée par de la fièvre et
une éruption confluente d'aphtes sur la muqueuse
buccale.

Depuis, nombre d'auteurs se sont occupés de la
transmission des aphtes par le lait (1).

(1) Hertwig et Bollinger. *Zoonosen* (von Ziemssen's *Handbuch der specielle Path. u. Therapie*, 2e Auflage, Band III,
S. 636, 1876). — S. Thorne. *Report of the medical officer
of the Privy Council*, 1889. page 294. — Bircher. *Corres-
pondenz-Blatt f. Schw. Aertze*. 1892, page 123. — Demme.
Wiener med. Blætter, 1883, page 8. — Schaefer-Esser.
Forschritte der Medizin, 1884, page 301. — Stickler. *Medicinal Record*, 1887, II. page 725. — Th. David. *La stomatite aphteuse et son origine. (Archives générales de médecine*, septembre, octobre, 1887. p. 32.) — Weissemberg.
Allgemeine med. Central Zeitung 1890, p. 1. — A. La-
bat. *L'usage du lait des animaux atteints de la fièvre aphteuse est un des modes de transmission de cette maladie*

M. le professeur Guillaume Ebstein (1) (de Gœttingue) a insisté sur les *maladies de l'homme causées par les toxines de l'épizootie aphteuse*, et il cite l'observation d'un étudiant en médecine de Gœttingue, âgé de 27 ans. La veille de l'entrée à l'hôpital, frisson et manque d'appétit. Le lendemain, figure enflée, paupières collées par des croûtes jaunâtres; mal de gorge et difficulté de la déglutition; sur la peau exanthème maculo-papuleux qui laissait libre la figure, mais couvrait le dos, la poitrine, les aisselles, les bras, les mains. Conjonctivite assez prononcée, légère laryngite, fluxion légère du voile du palais. Le 3e jour de la maladie, petites infiltrations sur la muqueuse du palais et de la bouche, infiltrations de la grandeur d'une lentille et même d'un centimètre carré; arrondies, gris-claires, et remplies de cocci, à la surface inférieure et aux bords de la langue. Le cinquième jour, nouveaux foyers aux piliers antérieurs, près de la luette, et à la muqueuse labiale sans vésicules.

Il y avait des maladies aphteuses chez les animaux domestiques à Gœttingue et dans les environs. L'étudiant malade avait mangé du fromage blanc et frais.

Dans un autre cas de 1894, chez un enfant de 9 semaines, la maladie dura deux semaines, la période d'incubation trois jours, comme chez les animaux.

M. G. Ebstein conclut :

« Le piétin et les aphtes des animaux domestiques peuvent causer, chez l'homme, certains phénomènes pathologiques plus ou moins graves. Comme la cause

à *l'espèce humaine. (Revue médicale de Toulouse, 3, 4.)* — Aug. Olivier. *Conseil d'hygiène et de salubrité*, 1891. — Renard (de Pithiviers). *Revue mensuelle des maladies de l'enfance*, 1895.

(1) Ebstein. *Deutsche medicinische Wochenschrift*, 27 février et 5 mars 1896.

des aphtes et du piétin des animaux est inconnue, le diagnostic de l'intoxication chez l'homme par ces toxines présente bien des difficultés, à moins qu'on ne puisse trouver un contact avec des animaux malades.

« Il serait utile de prohiber la vente du lait et des produits tirés des animaux malades ».

DIPHTÉRIE. — Malgré les expériences de Klein (1), qui démontre la possibilité de la transmission de la diphtérie bovine à l'homme; malgré l'idendité démontrée par Lœffler (2) de la maladie chez le veau et chez l'homme; malgré un fait probant de Hart (3), l'infection possible du lait par le bacille diphtéritique (fig. 2) n'a pas encore à son actif des faits entraînant la conviction.

Mais l'importance de la question vaut mieux qu'un doute, car MM. Roux et Yersin (4) ont prouvé la résistance énorme que le bacille oppose à la destruction dans les conditions ordinaires. Toutefois le microbe périt quand on le chauffe pendant quelques minutes à 58°.

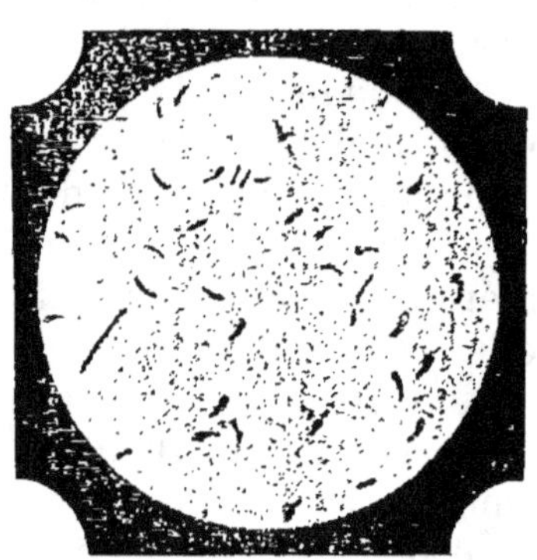

Fig. 2. — Bacille de Lœffler ou de la diphtérie. (Besson.)

Reste la toxine.

(1) Klein. *Practitioner*, 1890, p. 921; *Centralblatt für Bacteriologie*, Bd. VII, et *Deutsche med. Zeitung*, 1890, nº 25.

(2) Lœffler. *Berliner kl. Wochenschrift*, 1890, p. 921.

(3) Hart. *Congrès international d'hygiène*, Londres, 1881.

(4) Roux et Yersin. *Annales de l'Institut Pasteur*, 1888, 1889, 1890.

CHARBON. — Il règne encore une grande obscurité sur la question de savoir si le lait peut servir de véhicule à l'infection charbonneuse.

Feser (1), S. Bollinger (2), Nocard (3), Koubassof (4), Chambrelent (5), Moussous, ont montré la présence de la bactéridie dans le lait et la possibilité d'infection des animaux en expériences.

Un typhique observé par Karlinski mourut de charbon intestinal à la suite d'ingestion de lait infecté.

Les auteurs qui ont étudié le charbon intestinal, M. Bouisson (6) en particulier, n'ont pas noté que le lait fût le moyen de transmission le plus fréquent.

Soumis à la chaleur humide, il faudrait pour tuer les spores élever la température jusqu'à 107° pendant 5 minutes (Koch et Wolffhügel), ou seulement 100° de chaleur sèche pendant 5 à 10 minutes (Mossol).

PYOHÉMIE. — Même à l'état normal, même dans le lait de femme, peuvent se rencontrer des microbes pyogènes, *staphylococcus pyogenes aureus* ou *albus*.

Dans le lait des vaches atteintes de mammite, M. R. Kruger (7) a trouvé le *staphylococcus pyogènes aureus*,

(1) Fesser. *Wochenschrift für Thieraerzte und Viehzucht*, 1879, p. 105.

(2) S. Bollinger. Ziemssen's *Handbuch*, p. 524, 636, art. Zoonosen.

(3) Nocard. *Bulletin et mémoires de la Société centrale de méd. vétérinaire*, 1885, p. 54.

(4) Koubasof. *Comptes rendus de l'Académie des sciences*, t. 101, 1885, p. 508.

(5) Chambrelent. *Id.*, 1883, t. 97, p. 1142.

(6) Bouisson. *Du charbon intestinal*. Thèse de Paris, 1888.

(7) Kruger. *Beitrag zum Vorkommen pyogener Kokken in der Milch. (Centrablatt für Bactériologie und Parasitenkunde*, VII, p. 590, 1890.)

Karlinski (1), Escherich (2), Longard (3), avaient publié des faits de transmission par le lait de femme ; l'infection pourrait donc aussi passer de la vache à l'enfant.

PÉRIPNEUMONIE. — Que le lait de vache affectée de péripneumonie contagieuse puisse renfermer le micro-organisme de cette maladie, aucun doute. Mais que cet organisme puisse développer chez l'enfant allaité une broncho-pneumonie, la question demande la discussion et surtout des faits certains. A côté des affirmations de Wiedenmann (4), de Lécuyer (5), se placent les doutes et les négations de Cornil, de Schuppel (6) et de Jurgenson (7).

CHOLÉRA. — Ce n'est guère que chez les peuplades orientales, par suite de la pollution de l'eau qui sert à tous les lavages, que la transmission du choléra par le lait a pu s'effectuer, comme l'ont prouvé Gaffky (8) et Simpson (9).

Le bacille virgule résiste à la température de 45° lontemps prolongée ; mais soumis à un chauffage de 50°,

(1) Karlinski. *Prag. med. Wochenschrift*, 1890, p. 277.

(2) Escherich. *Forschritte der Medicin*, 1885, p. 231.

(3) Bollinger. *Arbeit an den pathol. Institute zu München*, 1886, p. 181.

(4) Wiedenmann. *Zur Lehre von der Lungenentzündung, Kommt Lungenseuche bei Menschen*. Inaugural Dissertation. Tubingen, 1880.

(5) Lecuyer. *Revue d'hygiène*, 1885, pp. 446, 551. 1887, p. 221.

(6) Schuppel. *Deutsche Zeitschrift für Thiermedicin*. Bd. V, 1879, p. 386.

(7) Jurgenson. *Id*. Bd. VI, 1880, p. 319.

(8) Gaffky. *Bericht uber die Thaeligkeit der zur Erforschung der Cholera im Jahre 1883 nach Egypten und Indien entsandten Commission*. Berlin, 1887, p. 226 et suivantes.

(9) Simpson. *Indian med. Gazette*, 1887, p. 141.

il est tué après quelques jours. A 75° il cesse de vivre.

RAGE. — La rage peut elle passer de l'animal à l'homme par l'intermédiaire du lait? Il y a des faits pour et contre.

Stadelmann (1) a jadis apporté des faits en faveur de cette transmission. Les observations récentes feraient plutôt pencher vers la négative, comme celles de B. Bollinger (2), Beder (3).

Avec le lait d'une femme morte de rage, M. Bardach (4) put transmettre la rage à des lapins; l'enfant cependant qu'elle allaitait resta indemne.

Le virus rabique, dont l'essence même nous échappe encore, perd ses propriétés par un chauffage d'une heure à 50° et de 24 heures à 45° (Celli) (5).

60 heures, sous une pression de 7 à 8 atmosphères ne suffisent pas à l'annihiler.

SCARLATINE. — Rien n'est encore moins prouvé que la propagation par le lait de la scarlatine.

On a accusé le lait de ce méfait, soit par suite de sa contamination indirecte par un malade atteint de fièvre pourprée, comme dans l'épidémie de Saint-Andrews, étudiée par Bell (6), et qui sévit sur les élèves d'un pensionnat, soit par transmission à l'homme d'une affection de la vache identique à la scarlatine. C'était le cas pour l'épidémie de la ferme de Hendon.

Mais, peut-être, n'avait-on affaire chez les vaches malades qu'au cowpox.

(1) Stadelmann. *Vierteljahrschrift für gerichtl. Medicin,* 1852. Bd. II. p. 339.

(2) B. Bollinger. Von Ziemssen's *Handbuch,* p. 596.

(3) Beder. *Deutsche Chirurgie* von Bilroth und Lücke, Lief. 10. Stuttgart, 1879, p. 24.

(4) Bardach. *Annales de l'Institut Pasteur,* 1887, p. 180.

(5) Celli. *Bollet. della R. Academia med. di Roma,* 1886-87.

(6) Bell. *Bretish med. Journal,* 1870, II, p. 489.

Recherche des microbes pathogènes dans le lait. —
Pour déceler la présence de microbes pathogènes, on
emploie en bactériologie trois méthodes principales :
la coloration sur lamelle, la culture soit sur milieux
solides et sous formes variées, soit sur milieux liquides, enfin l'inoculation.

1° La coloration sur lamelle ne donne, en général
pour les liquides, et pour le lait en particulier, que bien
rarement des résultats. Les microbes sont trop peu
nombreux dans la quantité relativement grande de
liquide.

2° La culture, soit sur milieux solides, soit sur milieux
liquides, n'est pas exempte de difficultés ni d'échecs.

Si l'ensemencement est fécond, la preuve est faite ;
mais s'il reste stérile, on ne peut s'appuyer sur ce
résultat négatif pour affirmer l'absence de microbe,
même avec des expériences répétées.

Depuis ces derniers temps, on facilite les recherches
des bactéries dans les liquides par l'application du
centrifugage, qui rassemble toutes les particules solides, quelques ténues qu'elles soient.

3° Malgré tous ces perfectionnements, c'est encore
l'inoculation qui vient donner la preuve irréfragable.
Rien ne vaut cette méthode de choix (1).

Falsifications du lait.

Si le lait doit être exempt d'altération par le fait
du développement des microbes, il doit l'être aussi du
fait d'adjonction de corps chimiques.

Falsification par la formaline. — Dans ces derniers
temps, on a tenté de conserver le lait à l'aide de l'al-
delyde-formique en solution dite formaline.

(1) Voyez. Macé. *Traité pratique de Bactériologie*, 3ᵉ édition, Paris, 1898. — Feltz. *Guide pratique de Bactériologie
clinique*, Paris, 1898. — Besson. *Technique microbiologique
et serothérapique*, Paris, 1898.

On peut déceler cette falsification par la méthode proposée par M. Deusger.

Le moyen le plus rapide consiste à faire bouillir 2 à 3 c. c. de lait et d'y ajouter 10 à 15 gouttes du réactif fuschiné suivant : fuschine 20 centigr., eau 300, 10 c. c. de bisulfite de soude à 40° Baume + 10 c. c. d'acide sulfurique pur. On attend quelques heures la décoloration du mélange.

Le tube qui contient le lait et le réactif est plongé dans l'eau et on ajoute 1 c. c. d'acide chlorhydrique.

S'il n'y a pas de formaldelyde le mélange sera blanc, s'il y a de la formaldelyde il sera bleu.

Adjonction de chromate alcalin. — Une autre adultération consiste à l'adjonction de chromate alcalin.

Si on prend 1 c. c. de lait avec 1 c. c. de solution à 1 1/2 à 2 0/0 de nitrate d'argent, il se développe une coloration jaune rougeâtre en présence des chromates (Deusger) (1).

Le lait de vache dans les grandes villes.

L'allaitement artificiel constitue une nécessité à laquelle la vie sociale accule la grande partie des citadins. Nous ne pouvons rien pour changer l'existence dans les grandes villes, pour transformer la misère, même dorée, en richesse. S'il y a là un danger pour les enfants soumis à ce mode de nourriture, notre rôle est d'essayer à le rendre le moins grand possible. Le lait d'ânesse, le succédané qui ressemble le plus au lait de femme, le lait de chèvre, beaucoup moins bien approprié, mais facile à se procurer frais, comptent peu comme ressource : leur usage demande une bourse un peu garnie. C'est en somme au lait de vache que s'adresse la majorité de ceux qui ne peuvent élever leur enfant au sein. Rendre ce liquide animal

(1) Deusger. *Médecine moderne*, 3 octobre 1896.

le plus propre à l'allaitement du nourrisson, tel doit
être le but du médecin.

Comme c'est le lait de vache vendu dans les villes
qu'on devra surtout utiliser, il faut voir les circonstances qui permettent de l'employer dans les meil-
leures conditions possibles, abstraction faite de toute
comparaison avec le lait humain.

Voici, à titre de documents, des renseignements sur
le lait dans les grandes villes :

Le lait à New-York. — Des renseignements inté-
ressants ont été fournis sur l'approvisionnement de
la ville de New-York en lait de vache par le Dr Emily
Lewi (1), nous résumerons ces recherches.

*Le lait de vache tout à fait frais possède une réaction
amphothère au papier de tournesol,* causée par la présence simultanée de phosphates acides et alcalins.

Toutefois, en présence de la phénolphthaléine, ce
lait se montre légèrement acide.

Le même échantillon de lait diminue d'acidité, par
suite du départ d'acide carbonique s'il est bouilli,
comme l'a donné M. Plauth dans le tableau suivant :

Lait maintenu à 10°.

	Non bouilli	bouilli
12 heures après la traite. . .	84	74
24 » » . . .	82	74
36 » » . . .	84	74
48 » » . . .	84	78
72 » » . . .	94	78

(1) Emily Lewi. *The milk supply of New-York and the
tests of its availlibility for infant feeding, with a review
of the method of sterilisation. (Académie de médecine de
New-York section de pédiatrie.)* 10 janvier 1895, et *The
New-York medical Journal,* 4 février 1895, p. 161 et suivantes.

Lorsqu'un lait par l'ébullition ne perd pas en acidité à l'essai par la phénolphtaléine, c'est qu'il est vieux. En général, l'acidité varie entre 80 et 90, dans les échantillons prélevés le matin, soit à la campagne, soit à la ville, avec un écart en plus et en moins pouvant faire osciller la limite entre 75 et 95. Toutefois, un lait qui répond à 80 ne peut être classé meilleur que celui qui donne 90, dans les mêmes conditions.

Un lait véritablement frais, d'après Soxhlet, n'augmente pas d'acidité quelque temps encore après la traite. Cette acidité stationnaire est comme la *période d'incubation du lait*, seule période pendant laquelle le lait constitue une nourriture convenable pour les enfants. Ce n'est qu'au bout de 5 heures, en moyenne, que les microbes pullulent avec une rapidité prodigieuse, comme l'indiquent les chiffres de M. Plauth.

Lait à l'étuve à 25° c.

	Acidité	Microbes
A l'embouteillage	90	42.692
1 heure après	90	53 056
5 —	96	666 240
8 —	104	8.186.200
24 —	312	20.275.200

Cette période d'incubation varie avec la température à laquelle on maintient le lait, avec la propreté et les mesures de préservation mises en œuvre.

Pour la température, voici le tableau comparatif :

Lait maintenu à 15° c.   *Lait maintenu à 20° c.*

	Acidité		Acidité
Au moment de la traite .	84	Au moment de la traite .	84
4 heures après	84	2 heures après	82
8 —	83	8 —	84
24 — fin de la		10 — fin de la	
période d'incubation.	84	période d'incubation .	90
35 heures après	98	20 heures après	112

La température saisonnière représente donc un des facteurs qui contribuent à l'altérabilité du lait. Si la réaction amphotère persiste, l'acidité à la phénolphthaléine augmente proportionnellement à la chaleur atmosphérique.

	Acidité à la température de								
	15°	22°6		24°		24°		29°	
	cru	cru	bouil.	cru	bouil.	cru	bouil.	cru	bouil.
Au moment de la traite ..	84	84	70	84	72	86	76	84	72
3 heures après	»	»	»	»	»	»	»	84	84
4 —	84	84		»	»	»	»	»	»
6 —	»	84		84	»	84	»	»	»
7 —	82	»		»	»	»	»	84	»
8 —	»	92		84	»	»	»	100	86
9 —	»			83	»	86	»		82
10 —	84					»	»		
12 —	»					92	»		
14 —	86						»		
17 —	92						»		
(fin de l'incub.)									
24 —	104								
30 —	130								
(caille à l'ébull.)									
38 —	caillé								

Les soins de propreté avec lesquels se fait la traite influent d'une façon considérable sur la conservation du lait.

Réunis dans un même tableau, voici les résultats indiqués par le Dr Emily Lewi (de New-York) :

	Lait recueilli sans lavage du pis de la vache, des mains du vacher		Lait recueilli avec lavage du pis de la vache, des mains du vacher	
	A	B	A'	B'
Au moment de la traite.	84	82	82	84
3 heures après.	»	82	»	82
8 —	»	86	»	84
9 —	88	»	82	«
11 —	»	100	»	90
13 —	114		88	»
15 —	»		98	«

Un lait peut donc à l'aide de précautions de simple propreté ne pas subir de modifications pendant assez longtemps; M. Plauth a pu conserver du lait resté stérile pendant 28 heures. On peut même en obtenir qui se maintienne tel presque indéfiniment, sur un certain nombre de tubes préparés (Duclaux).

Il y a intérêt à savoir dans quel état le lait nous arrive en ville et ce qu'il devient. Voici les résultats qu'a observés le Dr Emily Lewi pour la ville de New-York.

La technique est la suivante : à 25 cc de lait on ajoute 2 c. c. d'une solution alcoolique de phénol phtaleine à 2 0/0, puis goutte à goutte, jusqu'à apparition de coloration rouge, une solution normale de baryte titrée dont 1 c. c. égale 5 Mg SO^3. On rapporte l'acidité à 1,00 c. c.

En hiver (février, mars) :

	Cru	Bouilli	Température du jour 13°	
			Cru	Bouilli
A 8 heures du matin à l'arrivée . .	72	84	94	87
Le lendemain . . .	104	92	95	»
Au bout de 2 jours	130	pas coagulé à l'ébullition	coagulé	
Au bout de 3 jours	coagulé	»	»	»

Voici, pour les mois d'été, quelques exemples :

12 juillet, lait de la ville, amphotérique réaction, température moyenne 26° C. Il n'a pas été fait usage de la glace pour la conservation du lait.

Lait du laboratoire.

	Cru	Bouilli
8 heures du matin	80	88
10 — —	92 incubation 2 heures.	
Midi	90	

13 juillet, température 30° C. journée très longue.

Lait du laboratoire.

	Cru	Bouilli
8 heures du matin	88	80
2 — soir	164 aigre	

16 juillet, température 26° C.

Lait du laboratoire.

	Cru	Bouilli
8 heures du matin	84	78
11 — —	80	
1 — soir	90 (incubation 5 heures).	
4 — —	96	
6 — —	104	

GILLET. — Hygiène infantile.   6

19 juillet, journée extraordinairement accablante, température 30° C.

Lait du laboratoire.

	Cru	Bouilli
8 heures du matin	90	84
1 — soir.	102 incubation 5 heures.	
3 — soir.	132	

24 juillet, un jour plus froid, température 22° C.

Lait du laboratoire.

	Cru	Bouilli	Laiterie avenue B.
8 heures du matin.	88	82	90
10 — —	84	»	90
1 — soir (fin de la période d'incubation)	88	»	92
6 heures du soir	120	»	102

Deux échantillons restaient dans la pério le d'incubation à une heure du soir. Le 28 juillet, le jour le plus chaud de l'été, il ne fut pas nuisible que pendant deux heures.

Le lait de la ville de New-York aussi bien en hiver qu'en été, à son arrivée en ville, est encore dans la période d'incubation ; la période d'incubation étant de 24 *heures en hiver, de* 13 *à* 17 *pendant une journée un peu froide et de 5 heures pendant une chaude journée d'été*, après l'arrivée du lait dans la ville.

L'excellente condition du lait quand il arrive sur le marché de New-York est due, comme le dit Mme la D^c E. Lewi, à la méthode qu'emploient les Américains pour en faire le chargement. Des centaines de voitures chargées arrivent de 2 à 300 milles sur des trains en petite vitesse. Les wagons frigorifiques sont bien installés, les pots tenus bien remplis et le lait, presque toujours, quand il arrive à la ville, est doux tout à fait.

Ce lait, s'il est préparé de bonne heure, peut être considéré comme une bonne nourriture pour les enfants. Mais, dans les quartiers pauvres de New-York, le lait, en état de conservation suffisante le matin, devient vite d'une fraîcheur douteuse. Dès midi, il n'est guère utilisable, d'après les expériences de notre confrère New-Yorkaise.

Le lait à Paris. — Il est utile, au point de vue de l'hygiène, dé se rendre compte de la qualité des laits expédiés à Paris.

Comme conséquence d'une ordonnance en date du 8 novembre 1888, de M. le Président de la 8ᵉ chambre correctionnelle, MM. Lhote, Ch. Girard et Magnier de la Source ont procédé à l'analyse de 13 échantillons prélevés sur les laits expédiés par la Compagnie de l'Ouest.

Voici les résultats trouvés.

	Lait expédié à Paris	Lait pur composition moyenne
Densité à 15° . .	1031,7	1033
Crémomètre. . .	7,7	10
Eau	86,63	87
Matières fixes. .	12,37	13
Cendres.	0,57	0,60
Beurre	3,44	4
Lactine.	4,92	5
Caséine	3,40	4,30

La conclusion est, qu'en général, le lait marchand semble plus faible que le lait pur (1).

Il ne s'agit ici que de la composition chimique et non du degré de pureté bactériologique.

Pendant l'été de 1895, qui a été à son début frais

____

(1) Ferdinand Jean. *Le lait à Paris* (*Revue internationale des falsifications*, 1891 et *Annales d'hygiène*, 1891, p. 560.

et pluvieux, j'ai dosé pendant plusieurs jours et à plusieurs reprises dans la journée le degré d'acidité du lait au moyen d'une liqueur titrée de baryte et la phtaléine, d'après la méthode employée par Mme la D^c Emily Lewy, de New-York, dont j'ai donné plus haut un résumé de ce travail.

Voici les chiffres que j'ai obtenus dans ces dosages :

Le lait provenait d'une des fermes qui fait ses livraisons dans Paris dans des bouteilles cachetées.

Date	Heure	Degré d'acidité	OBSERVATIONS
4 août (temps plus frais) »	8 h. ¹/₂ mat. midi 1/2 6 h. soir	40 44 48	échantillon débouché mais mis au frais.
5 août »	8 h. matin 6 h. soir	40 36	échantillon entamé mis au frais.
9 août « (journée tiède) »	8 h. matin midi 5 h. soir 8 h. soir	32 40 41 44	id.
11 août temps chaud orage	8 h. matin 1 h. soir 5 h. soir	34.4 46 64	id.
14 août »	8 h. matin midi	40 49	

Il résulterait de ces chiffres, que le lait qui arrive à Paris, en bouteilles cachetées peu d'heures après la traite, est livré dans un bon état de conservation.

Il semblerait même que nous soyons plus favorisés que les Américains, puisque nos analyses aboutissent à des chiffres moitié moindres. Il faut noter que nous n'avons mis à l'étude qu'un lait de luxe, et non les laits marchands ordinaires.

Il faudrait cependant, avant de conclure, faire porter les recherches sur un plus grand nombre d'échantillons de provenances différentes.

Méthodes d'allaitement artificiel.

Dans l'allaitement artificiel, on doit tendre vers un but unique : remplacer le lait maternel ou le lait de femme par un lait qui possède toutes les qualités du lait humain.

Si, en somme, le problème se réduit à une question de composition chimique et à une question de bactériologie, ce n'en est pas moins plus qu'il n'en faut pour donner prise à bien des difficultés matérielles.

Nos anciens, antérieurs à l'ère de la bactériologie, se sont surtout évertués à perfectionner les *coupages* et les *mélanges* à l'aide du lait de vache. C'était là le premier pas fait dans la voie de l'adaptation du lait de vache à l'allaitement artificiel du nourrisson.

Quelques-uns plaçaient au premier plan le mode de coagulation de la caséine, en gros caillots avec le lait de vache pur, en fin flocon dans le lait humain, et se contentaient d'obtenir cette précipitation même en dehors de toute ressemblance de composition chimique. Certains mélanges, des décoctions semblaient satisfaire à ce *desideratum*. Mais jusqu'ici on ne tenait aucun compte de la présence des microbes.

Les études de bactériologie ont amené une modification radicale dans les principes de l'allaitement artificiel. La destruction des germes contenus dans le lait a semblé le point capital. On avait déjà songé à cette question en recommandant le *lait bouilli*. On fit plus, on utilisa le lait de vache, soit *pasteurisé*, soit *stérilisé*.

Ce grand progrès dans l'allaitement artificiel a constitué une étape importante. Le lait de vache stérilisé représente aujourd'hui le mode d'élevage le plus recommandable. Mais on veut maintenant faire plus.

On prétend ne plus se contenter de lait de vache pur stérilisé, même coupé, on veut que ce lait de vache stérilisé soit en sus ramené à la composition chimique du lait de femme. Cette nouvelle tentative remplirait théoriquement les deux *desiderata* de l'allaitement artificiel : *Lait humanisé, lait maternisé* ou *centrifugé*, tels sont les noms dont on a baptisé ces nouvelles transformations du lait de vache. Leur emploi n'a pas encore remplacé le lait stérilisé auquel on est accoutumé.

En pratique, pour nos contrées, l'allaitement artificiel consiste donc dans l'adaptation du lait de vache à l'allaitement des jeunes enfants. C'est en effet l'animal le plus répandu dans notre pays.

Rendre le lait de vache aussi semblable que possible, chimiquement, physiquement, physiologiquement au lait de femme, tel a été le but des différents traitements qu'on lui a fait subir.

Coupages et mélanges. — Le lait de vache se distingue du lait de femme surtout par sa teneur en caséine, qui en représente environ le double. La dilution simple par l'eau pure rétablira bien l'égalité, mais les autres principes, sucre et beurre, sels, qui diffèrent peu dans les deux espèces de lait se trouvent ramenés par ce coupage à des quantités trop faibles.

Formule ancienne d'Archambault. — Pour répondre à ce *desideratum*, nos anciens ont proposé de mettre en même temps que l'eau, du sucre et des sels. C'était la pratique d'Archambault (1), qui conseillait la formule suivante, pour un enfant de moins de 3 mois.

Lait de vache frais .	Six cuillerées à bouche.
Eau simple.	Trois cuillerées à bouche.
Sucre de lait.	2 gr.
Phosphate de chaux.	0,50
Sel marin	Une pincée.

Cette formule permet de constituer un liquide assez rapproché par sa composition du lait de femme. La teneur en beurre seule reste faible. Le lait de vache et celui de femme contiennent, en effet, la même quantité de matière grasse, lorsque l'on coupe le lait de vache on diminue d'autant sa contenance en crème. Il faudrait encore ajouter de la crème, moyen proposé par M. Biedert dans sa méthode. C'est bien compliquer les choses, et combien risque-t-on dans le cours de toutes ces manipulations d'introduire des impuretés et des microbes plus ou moins pathogènes, si l'on confie ces détails de cuisine aux mères de famille ou aux nourrices.

Cet écrémage du lait n'a du reste pas d'inconvénient bien grand, il peut même parfois avoir un certain avantage.

La capacité digestive de l'enfant pour la graisse ne va pas au delà d'un certain degré. On retrouve dans les matières fécales une assez forte quantité de graisse neutre, de savon et d'acides gras, non absorbés, tandis qu'on ne constate qu'une faible proportion de lactate de chaux, résidu de la lactose,

(1) Archambault. *Leçons de clinique infantile. (Progrès médical*; 1882.)

qu'une minime quantité d'albuminoïdes. Il est donc inutile de forcer la dose des matières grasses dans le lait donné aux enfants.

On aurait plutôt tendance a ne couper le lait, lorsque ce coupage semble nécessaire, qu'avec de l'eau pure. Dans ce cas, l'on doit s'assurer de la stérilité de celle-ci, à moins de n'employer que des eaux minérales, soit spécialement indiquées, eau de Vichy ou autres, ou des eaux à faible minéralisation, eau d'Evian, de Vittel, d'Alet, etc.

SOLUTIONS SUCRÉES. — On a proposé, pour ramener par le coupage le lait de vache à la composition du lait de femme, d'ajouter au lait d'animal des solutions diverses. C'est ainsi que M. Schmidt (Muhlheim) (1), fait remarquer que si l'on compare les deux laits on a :

	Caséine	Beurre	Sucre de lait	Cendres
Lait de vache .	3 0/0	3 à 4 0/0	4 à 5 0/0	
Lait de femme .	1 0/0	1,2 à 10 0/0	6 à 8 0/0	0,25 0/0

De cette constatation, il résulte que si l'on fait le coupage du lait de vache avec une solution de sucre de lait à 11 0/0 et dans la proportion de 2 volumes de solution sucrée pour un de lait de vache, on a un mélange qui donne :

Caséine	Beurre	Sucre de lait	Cendres
1 0/0	1,2 0/0	8,9 0/0	0,2 0/0

On constate de plus que dans cette dilution, la coagulation de la caséine se fait alors en petits flocons.

Le sucre de lait aurait même la propriété de solubiliser la caséine, d'après les expériences de M. C. Gorini (2), si l'on prépare comparativement, d'un côté

(1) Schmidt. *Archiv für animalische Nahrungsmittelkunde*, janvier 1889. Nurnberg.

(2) C. Gorini. *Sopra una condizione di solubilità della caseina. (Bolletino della società medico-chirurgica di Pavia*, 1895, n° 1, p. 55 et suivantes.)

5 grammes de caséine dans 100 grammes d'eau de
chaux, fraîchement préparés, et de l'autre, 5 grammes
de caséine dans 100 grammes d'eau de chaux additionnée de 1 gramme de sucre de lait. Ce dernier mélange dissout mieux la caséine que le premier.

SOLUTIONS SALÉES. — On obtiendrait de même la
précipitation en petits flocons, d'après M. Jacobi (de
New-York) en ajoutant au lait une solution salée (1).

Cette adjonction de sel favorise probablement la digestion des laits, si l'on applique ici les résultats publiés
par M. Dastre (2).

L'eau de chaux ou un alcali semble nécessaire ;
avec l'eau distillée on n'a pas de dissolution abondante même avec le sucre de lait.

Le même fait se produira avec les citrates alcalins
et le sucre de lait d'après M. Vaudin (3), ainsi qu'avec
les phosphates, d'après M. Hammarsten (4).

DÉCOCTIONS. — L'adjonction de décoctions diverses,
orge, gruau, riz, etc., eau panée, mucilage de gomme
ont une grande faveur dans le public ; un certain nombre de médecins même, surtout quelques pédiatres
étrangers, indiquent ce mode de coupage.

Malgré quelques autorités, on les recommande bien
peu en France ; on les défendrait même plutôt.

Les décoctions ne conviennent guère aux tout jeunes nourrissons dont la capacité digestive pour les
amylacés sans être absolument nulle, comme on le
pensait, n'en reste pas moins très faible.

On peut reprocher à ces liquides leur aptitude à
fermenter très rapidement ; il y a de ce côté une source
d'insécurité.

(1) Jacobi. *Archives of Pediatrics.* Janvier 1885.
(2) Dastre. *Société de biologie,* 1895.
(3) Vaudin. *Annales de l'Institut Pasteur,* 1891, p. 856.
(4) Hammarsten. *Lehrbuch der phys. Chemie,* Wiesbaden,
1891, p. 254.

Mélange de lait et de bouillon. — Dans certains cas, du bouillon fraichement préparé mêlé au lait peut rendre quelque service. Il fut un temps où le professeur Tarnier l'employait volontiers dans son service et en obtenait de bons résultats.

Eau pure stérilisée. — Un certain nombre de médecins d'enfants ont surtout eu pour but d'empêcher la coagulation en masse compacte comme le produit le lait de vache et ajoutent simplement de l'eau pure. On suppose que sous cette forme la caséine ne peut être que difficilement attaquée par les sucs digestifs de l'enfant.

Dans ce but, le Dr Franck-Morisson « fait cailler le lait à chaud avec de la présure, comme lorsque l'on veut faire du fromage. On divise bien ce lait caillé et on le donne encore chaud à l'enfant. »

Je ne sais si cette méthode a été largement essayée; *à priori*, elle ne semble pas devoir donner un produit de bonne qualité.

Du reste, aujourd'hui toutes ces questions de coupages sont reléguées au second plan par l'emploi exclusif du lait stérilisé.

Il est cependant intéressant de se rendre compte des modifications que l'adjonction d'eau fait subir au lait de vache. On verra qu'il ne se fait pas une simple dilution du lait mais qu'une certaine quantité de la caséine devient plus soluble.

Toutefois, l'addition d'eau pure appauvrit le lait surtout en graisse et en sucre, dont le lait de vache est déjà plus pauvre que le lait de femme.

Action de l'eau ajoutée au lait sur les éléments de ce liquide. — C'est dans les travaux de M. Duclaux que nous trouvons des renseignements précis sur cette question.

Par des expériences variées, ce chimiste a prouvé d'une façon rigoureuse que la seule matière albuminoïde renfermée dans le lait était de la caséine, mais en même temps il a montré que cette caséine revêtait des états différents, caséine en suspension et colloïdale qui ne passe pas à travers les filtres de terre poreuse, caséine dissoute ou caséine qui se retrouve dans le liquide de filtration.

L'adjonction d'eau au lait fait passer la caséine en suspension à l'état de caséine dissoute dans un rapport qui semble constant avec la quantité d'eau ajoutée.

C'est ainsi que (1) pour un lait dont le liquide de filtration donnait à l'analyse chimique :

Sucre.	4,96 0/0
Caséone	0,66
Cendres	0,58

l'adjonction d'un volume d'eau égal à celui qu'il contenait réellement, augmentait de 9 0/0 la caséine dissoute. Le liquide de filtration contenait, après réduction par le calcul au volume primitif :

Sucre.	4,90 0/0
Caséone	0,72
Cendres	0,58

Etendu de trois fois son volume d'eau, le lait contient 30 0/0 de caséone de plus que pur.

L'échantillon de lait pur donne :

Sucre	4,85 0/0
Caséone	0,55
Cendres	0,56

celui de lait étendu de trois fois son volume rée d'eau.

Sucre.	4,53 0/0
Caséone.	0,72
Cendres	0,57

(1) Duclaux. *Le lait*, p. 130-131.

Il est curieux de constater que l'eau possède, quoi-que mitigée, une action analogue aux ferments solu-bles ou animés qui font passer la caséine en suspen-sion à l'état de caséine dissoute ou caséone.

Toutefois, on notera que pour atténuer suffisamment la coagulation en bloc, c'est-à-dire pour transformer en caséone les 9/10 de la caséine du lait de vache, on devrait recourir à une adjonction d'eau énorme.

ADJONCTION DE CRÈME. — Par le coupage, on obtient toujours un lait pauvre en beurre. On peut augmen-ter la teneur en matière grasse par l'adjonction de crème, c'est la méthode de M. Biedert (1).

On l'emploie assez en Allemagne; on l'a modifiée au courant des progrès accomplis dans l'allaitement artificiel. Aujourd'hui, la crème de Biedert se débite stérilisée.

Voici les mélanges indiqués par M. Ph. Biedert avec la crème fraîche.

Mélange	Crème litre	Eau litre	Sucre de lait	Lait litre	Caséine 0/0	Beurre 0/1	Sucre 0/0
Nº 1	1/8	3/8	18 gr.	0	= 1	2,5	5
Nº 2	id.	id.	id.	1/16	= 1,4	2,6	5
Nº 3	id.	id.	id.	1/8	= 1,5	2,6	5
Nº 4	id.	id.	id.	1/4	= 1,8	2,8	5
Nº 5	id.	id.	id.	3/8	= 2.1	3	5
Nº 6	0	1/4	12 gr.	1/2	= 2,3	2,4	5

La crème conservée sucrée et stérilisée se prête à des mélanges analogues. On ne suit guère cette pra-tique en France.

(1). Ph. Biedert. *Die Kinderernaehrung in Saüglingsalter und die Pflege von Muller und Kund.* Stuttgart, 1893.

La formule de Meigs (de Philadelphie) est la suivante :

Crème.	2
Lait	1
Eau de chaux.	2
Eau sucrée à 5 0/0	3

Au lieu de crème, on peut ajouter aussi des substances grasses végétales.

Crème végétale. — C'est surtout en Allemagne que l'ingéniosité des médecins s'est donné libre cours pour remplacer le lait de femme absent, dans l'allaitement artificiel.

Dans les divers modes de coupage, proposés pour reconstituer avec le lait de vache un mélange aussi approchant que possible de la composition du lait de femme, on n'aboutit, sauf dans la méthode de Ph. Biedert, reposant sur l'emploi de la crème , qu'à la confection d'un liquide pauvre en matière grasse.

Pour supprimer cet inconvénient, on s'est adressé aux substances végétales riches en graisse.

Certaines plantes produisent en abondance du beurre végétal, comme le karité ou shea (*Bassia Parki*), dont se servent certaines populations du Soudan, les Peulhs du Bambouk, en particulier (1).

Sans avoir à chercher aussi loin parmi les produits exotiques, on a pensé à utiliser les fruits indigènes.

Le lait végétal (*Pflanzenmilch, vegetabile Milch*) du Dr Lahmann (Dresde), expérimenté par le Dr Fr. Hornef (2), contient, sous forme d'une masse brunâtre à consistance de gelée à odeur huileuse, le produit

(1) Ernest Noirot. *A travers le Fouta-Djallon et le Bambouk (Soudan occidental)*, p. 195.

(2) Fr. Hornef. *Uber weitere Verbesserung des Muttermilchersatses.(Internationale klinische Rundschau,*1893, n° 34.

Gillet. — Hygiène infantile.　　　7

d'un mélange d'amandes, de noix, et de suc de plantes.

Sa composition est la suivante :

Eau..........................	20,62
Albumine végétale	12
Graisse......................	34,72
Sucre	31
Sels.........................	1,64

Selon l'âge, on mélange :

1° *Pour un nouveau-né jusqu'à 4 semaines.*

1 cuillerée à café de lait végétal.
3 ou 4 parties d'eau
1 partie de lait de vache

2° *Pour un enfant de 5 semaines à 3 mois.*

1 cuillerée à café de lait végétal
2 parties d'eau
1 partie de lait de vache

3° *Pour un enfant de 3 à 6 mois.*

1 cuillerée à café de lait végétal
1 partie d'eau
1 partie de lait de vache

4° *Pour un enfant de 6 à 9 mois.*

1 cuillerée à café de lait végétal
1 partie d'eau
2 parties de lait de vache

5° *A partir de 10 mois.*

2 cuillerées à café de lait végétal, dissout dans un peu
d'eau
Lait de vache pur

SOUPE DE LIEBIG. — On ne connaît guère la soupe
de Liebig en France.

Voici en quoi consiste cette préparation.

Lait de vache écrémé	10 parties
Farine de froment.	1 —
Farine d'orge	1 —
Solution de carbonate de potasse à 11 0/0	3 —

Ce mélange est mis sur le feu et cuit en remuant continuellement ; on ajoute :

Eau.	2 parties

On fait bouillir. Il en résulte une masse légèrement sirupeuse. On passe au travers d'un linge fin.

L'autorité du grand chimiste allemand a pu seule donner une vogue passagère à cet aliment artificiel dans toute la force du terme.

« Lilliput n'a jamais rien vu de plus absurde que l'aliment artificiel de Liebig ». Telle est l'opinion du Dr King Chambers, partagée par M. Edward Ellis (1).

Les compatriotes de Liebig le jugent de même aujourd'hui, presque sans exception. Cette cuisine chimique doit être reléguée parmi les élucubrations de laboratoire, dont elle n'aurait pas dû franchir le seuil. Un peu de bon sens médical suffit à préserver de tels écarts. La chimie appliquée à la médecine peut rendre les plus grands services, mais il ne faut pas voir la médecine seulement dans la cornue ou le verre à expérience.

CESSATION DU COUPAGE. — Le moment de cesser le coupage du lait, c'est-à-dire celui de l'administration du lait pur, a donné lieu à des opinions assez différentes.

Pour MM. Budin et Chavanne, Heubner, le lait, sous

____

(1) Edward Ellis. *Manuel pratique des maladies de l'enfance*, traduction de L. Waquet. Paris, 1889, p. 541.

forme de lait stérilisé, doit se donner pur dès la naissance.

Pour M. Variot (1), le lait stérilisé pur convient bien dès la naissance; toutefois, dans le premier mois, il faut pour quelques nourrissons le diluer avec 1/3 d'eau bouillie et un peu de sucre en poudre.

Ph. Biedert (2) fait le coupage jusque vers le huitième et le douzième mois. Ce changement apporté à l'alimentation par la cessation du coupage dépend du bon état du tube digestif de l'enfant constaté depuis assez longtemps, de l'absence de vomissement, de l'aspect normal des gardes-robes et du besoin que paraît avoir l'enfant d'une nourriture plus substantielle.

C'est à partir du quatrième mois, que M. A. B. Marfan (3) conseille de suspendre la dilution du lait, quelquefois seulement au cinquième ou sixième mois.

A Berlin, M. le professeur A. Baginsky pratique le coupage.

La question du coupage n'a pas reçu encore une solution univoque. M. Marfan (4) décrit une dyspepsie du lait de vache pur avec gros ventre flasque, et adopte la dilution du lait même stérilisé avec de l'eau additionnée de sucre de lait.

Devant ce manque d'accord, le praticien peut rester perplexe.

Je ferai remarquer, à ce sujet, qu'avant tout, dans la pratique, on ne doit jamais s'entêter dans une ligne de conduite immuable, quelque parfaite qu'elle semble

(1) Variot. *Journal de clinique et de thérapeutique infantiles.* 25 juin 1897.

(2) Biedert. *Die Kinderernährüng in Sauglingsalter,*2ᵉ édit. p. 170. Stuttgardt, 1893.

(3) Marfan. *Sur le coupage du lait de vache dans l'allaitement artificiel. (Revue mensuelle des maladies de l'enfance,* novembre, 1893, p. 526-528.)

(4) A.-B. Marfan. *De l'allaitement artificiel.* 1897.

en théorie. Avec quelques tâtonnements, faits prudemment, on arrive à fixer le régime le plus favorable à tel ou tel enfant. Le résultat, augmentation régulière et normale de poids constatée par la pesée, bon état du nourrisson, intégrité de toutes ses fonctions, voilà ce qui doit donner la preuve de la bonne adaptation du régime à l'enfant.

Je puis dire que le lait pur stérilisé, soit industriellement, soit en famille, ne m'a pas présenté d'inconvénients. C'est donc le lait pur stérilisé que je prescris.

Mais j'ai parfois observé les deux côtés du fait suivant : les premiers jours après la naissance. un certain nombre d'enfants supportent mal le lait pur stérilisé. On peut donc opérer ces jours-là, par exception, un léger coupage, mais on le fait cesser rapidement, en arrivant progressivement au lait pur.

Quelques enfants nourris au lait coupé, non stérilisé, mais bouilli au bain-marie et qui semblaient bien supporter cette alimentation, vomissent le lait pur, même stérilisé. Dans ces cas, je fais subir au lait stérilisé le même coupage que celui accoutumé et petit à petit j'arrive au lait pur. L'enfant le prend bien alors et ne le vomit plus.

Dans la pratique, il n'y a pas place pour l'intransigeance systématique.

La méthode des coupages ne répondait qu'à l'un des *desiderata* de l'allaitement artificiel, celui de l'identification de la composition chimique du lait de vache manipulé avec celle du lait de femme. On y attache aujourd'hui une moindre importance.

Lait bouilli.

Il y a la plus grande nécessité à s'assurer de l'absence de germes bactériens.

Le lait bouilli représente le premier pas fait dans le sens de la stérilisation du lait.

Chauffé à feu vif ou au bain-marie, le lait bout vers 98°.

Lorsqu'on se trouve près d'une source de bon lait, ce mode primitif de destruction des microbes pathogènes peut rendre service.

Certains auteurs, comme M. A. Laurent (1), l'ont accusé de provoquer des troubles dyspeptiques et du retard dans le développement des enfants.

Le lait de vache cru aurait probablement été tout aussi nuisible.

En général, le lait bouilli est bien supporté et vaut mieux que le lait cru (2).

ACTION DE LA CHALEUR SUR LE LAIT. — C'est toujours à M. Duclaux qu'il faut avoir recours pour obtenir des renseignements marqués au coin de la science exacte.

Malgré la modification que l'ébullition semblerait au premier abord apporter à la constitution du lait par suite de la pellicule de frangipane, qui se forme, l'analyse chimique montre qu'un même lait cru ou bouilli laisse passer au travers de la porcelaine dégourdie un liquide presque identique, que les éléments du lait possèdent une certaine stabilité.

C'est ce qui résulte des chiffres suivants, empruntés à M. Duclaux.

	Lait non bouilli	Lait bouilli
Sucre de lait	5,43 0/0	5,47
Caséone	0,31	0,30
Cendres	0,49	0,50

Il y aurait toutefois une certaine modification intime

(1) A. Laurent. *Le lait bouilli au point de vue de l'allaitement artificiel.* Paris, 1890.

(2) H. Drouet. *De la valeur et des effets du lait bouilli et du lait cru dans l'allaitement artificiel.* Paris, 1892.

de la caséine, qui semblerait moins soluble, surtout au delà de 100°.

D'après M. E.-G. Johnson (de Stockholm) (1), le lait bouilli se prendrait moins vite en coagulum sous l'action du lab-ferment (présure).

A propos du lait bouilli, M. Crolas a exposé en 1893, à la Société des Sciences médicales de Lyon, certaines modifications que l'ébullition fait subir au lait.

Ces recherches ont été faites sur le lait de vache provenant d'une ferme du département de l'Isère ; et il résulte des analyses comparatives avant et après l'ébullition, que :

1° L'ébullition enlève au lait une petite quantité de beurre entraîné par l'albumine au moment de la coagulation par la chaleur, quantité que l'on trouve, du reste, dans la pellicule qui se forme sur le lait bouilli et refroidi :

2° L'ébullition n'a aucune action sur la caséine et la lactose, ces principes subsistent tels qu'avant l'ébullition ;

3° L'ébullition augmente la quantité de phosphates solubles ; ce qui semble indiquer que le lait bouilli contient une plus grande quantité d'acide phosphorique immédiatement assimilable.

De ses recherches, M. Crolas se trouve donc autorisé à conclure que le lait bouilli est au moins équivalent comme produit alimentaire, sinon supérieur, au lait non bouilli.

De mon côté, j'ai pu vérifier que le lait bouilli ne se comporte pas tout à fait comme le lait cru, lorsqu'on précipite la caséine soit par l'acide acétique, soit par une solution de présure. Voici les résultats

(1) E.-A. Johnson. *Studien über das Vorkommen des Labfermenls im Magen des Menchen.* (*Zeitschr. f. kl. Medicin.* Bd. XIV. H. 3. 1897.)

d'analyses que j'ai effectuées en novembre 1891, avec l'aide de M. Thompson, préparateur à l'École de pharmacie.

1° 10 cent. de lait $+ C2H^4O^2$ cristallisable 5 gouttes.

	Précipité	Caséine	Cendres	
Lait cru	Cailleboté	0,309	0,004	très grises
Lait bouilli à l'ébullion.	id.	0,398	0,006	

Par l'acide acétique, on précipite donc plus de caséine dans le lait bouilli, ramené à son volume normal, que dans le lait cru; le précipité dans les deux cas a le même aspect cailleboté.

Il y a en même temps une plus grande quantité de cendres, quantité supérieure à celle qui correspondrait au rapport des cendres et de la caséine dans le lait cru, mais, dans les deux cas, les cendres restent grises.

Par la présure, on a des résultats analogues, sinon comme chiffres absolus, du moins comme rapport.

2° 10 cent. de lait $+$ présure liquide Hansen 5 gouttes, en tube stérilisé, bouché à l'ouate stérilisée, après 2 h. 1/2 à l'étuve à 37°.

	Précipité	Caséine	Cendres	
Lait cru . . .	compacte, retracté	0,437	0,19	blanches (ph. de ch.)
Lait bouilli .	en masse grumeleuse	0,512	0,21	

Comme ci-dessus, le lait bouilli a donné un coagulum de caséine supérieur à celui du lait cru et de même de la cendre blanche dans les deux cas.

Tous ces dosages ont porté sur un même échantillon de lait commun de consommation acheté à Paris. Le précipité de caséine a été égoutté sur un filtre, lavé avec une petite quantité d'eau distillée, puis à l'éther alcoolisé, à l'éther et séché à poids constant à l'étuve à 85° sur du papier buvard.

Lait pasteurisé.

De toutes les substances soumises à la stérilisation, le lait est celle qui demande le plus de temps; au lieu de 10 minutes, comme pour l'eau, il lui en faut 45 à 50, à cause de la mauvaise conductibilité des globules graisseux (1).

Pour Hüppe (2) la meilleure méthode consiste dans le chauffage discontinu à 75°, c'est la *pasteurisation*.

Un seul chauffage est incapable de stériliser du lait en détruisant tous les germes qu'il contient, mais on peut au moins lui demander de paralyser ces germes pendant assez longtemps pour que ce liquide puisse arriver intact dans l'estomac du nourrisson.

On a préconisé, il y a quelques années, en Allemagne, l'appareil de Thiel pour le chauffage ou la pasteurisation du lait, qui était porté à 75-85° par un passage sur une surface métallique ondulée chauffée par l'extérieur et qui était refroidi brusquement à 10°-12° par un réfrigérant entouré de glace.

M. Van Gurs a montré qu'un court passage à 75°,85° dans l'appareil de Thiel faisait tomber de 2.500.000 à moins de 10.000 le nombre de microbes contenus dans 1 centilitre de lait marchand.

(1) Pasteur. *Mémoire sur la fermentation appelée lactique. (Comptes rendus Acad. des sc.*, 1857-58, 59.)

(2) F. Hüppe. *Untersuchung. üb. die Zersetzung. der Milch durch Mikroorganismen. (Mittheilungen aus der Kais. Gesundheitsamte*, 1884; *Deutsche med. Wochensch.* 1884, Bd. 2.)

7.

Cette pasteurisation ne pouvait donc que retarder la décomposition.

Par la pasteurisation, on permet au lait, sans le stériliser, de ne pas s'altérer aussi vite qu'à l'état normal.

Deux pasteurisations à quelques heures d'intervalle donnent un meilleur résultat. Ce chauffage discontinu (Tyndall) peut même arriver à la stérilisation.

L'été, le lait des villes a subi en général ce traitement chez les industriels.

Le mode d'action de la pasteurisation consiste à tuer les bactéries adultes ; les germes persistent, mais avec une vitalité moindre. Un second chauffage détruit les germes devenus adultes et ainsi de suite.

La température de 60° à 70° suffit à éliminer le bacille lactique et les principaux bacilles pathogènes.

On peut se rendre compte de l'effet de la pasteurisation par la numération de colonies microbiennes développées sur gélatine avant et après l'opération.

M. A. Rodet (de Lyon) a constaté qu'un lait qui offrait 1.892.000 par centilitre, n'en présentait plus que 3.456 après pasteurisation.

On donne le lait pasteurisé dans les mêmes conditions que le lait stérilisé.

Lait stérilisé.

C'est M. Soxhlet (de Munich), qui a proposé la première méthode pratique de stériliser le lait.

On divise le lait dans des flacons proportionnés au besoin. On les chauffe au bain-marie à la température jugée utile, qui est en général voisine de 95°, mais qui peut être poussée plus haut. On bouche alors fortement, et après avoir maintenu plus ou moins longtemps l'action de la température, on refroidit et on conserve dans un endroit frais

Les chances de conservation sont d'autant plus

grandes que la température du chauffage est plus élevée.

Il y aurait donc intérêt à la porter toujours à la limite extrême de 107 ou 108°. Pasteur a montré qu'un seul chauffage de quelques minutes à 107° ou 108° suffisait à stériliser sûrement un lait quelconque.

Mais à cette température, le lait prend une teinte brune, et la saveur bien connue du lait cuit, moins fraîche et un peu fade.

Cette saveur de lait cuit apparaît à 80°. Cazeneuve et Haddon (1) attribuent le jaunissement du lait à l'oxydation de la lactose en présence des alcalins.

Il se produit de l'acide formique, d'où coagulation du lait. La caséine non altérée se colore simplement.

Pour d'autres auteurs, il y aurait d'abord coloration de la caséine, qui s'altère (Duclaux).

A côté du péril des germes de maladie empruntés à la vache, il faut placer celui des germes d'origine banale empruntés au monde extérieur.

Chez les enfants nourris avec du lait ainsi traité, on constate l'absence de coliques, de diarrhée verte ou de désordres intestinaux.

La bactériologie nous révèle que, dans ces laits pasteurisés, il n'y a plus guère que des bacilles et que les micrococcus et les ferments lactés sont presque toujours absents. Or beaucoup de micrococcus, sans être de vrais ferments lactés, acidifient le lait en agissant sur son sucre ; au contraire les bacilles du lait sont presque exclusivement des ferments de la caséine et rendent le lait alcalin.

Le chauffage à 70° peut rendre des services, alors même qu'il ne tue pas tous les microbes présents dans

____

(1) Cazeneuve et Haddon. *Académie des sciences*, 10 juin 1895.

le lait. Il fait seulement une sélection grossière entre ceux qui sont nuisibles et ceux qui peuvent être utiles.

LAIT STÉRILISÉ ET LAIT STÉRILE. — Au point de vue des bactéries pathogènes, on sait qu'un chauffage à 100°, de quelque façon qu'il soit fait, est impuissant, à moins qu'il ne soit très prolongé, à débarrasser le lait de tous ses germes.

Mme Emma Strub, qui a étudié à ce point de vue les divers appareils de stérilisation qu'elle a pu réunir (Soltmann, Bertling-Gerber, Egli, Escherich), dans lesquels le mode et la durée du chauffage à 100° sont très variés, a constaté qu'aucun d'eux ne parvenait à débarrasser complètement le lait de tous ses germes. Elle a même remarqué qu'il restait obstinément un microbe liquéfiant la gélatine, qu'elle a pu identifier avec le Bacillus mesentericus vulgatus de Flugge, et peut-être avec un bacille très résistant décrit par Globig.

Les spores de ce bacille sont capables de germer après l'action de la vapeur à 100° pendant 5 à 6 heures, et entre 109 et 113° pendant 3/4 d'heure.

Elles ne sont tuées qu'au bout de 25 minutes entre 113° et 116°, de 10 minutes entre 122° et 123°, de 3 minutes à 126°, de 2 minutes à 127°.

Ces chiffres s'éloignent notablement, on le voit, de ceux que l'on admet généralement pour la destruction des germes dans un milieu humide.

Il en est de même du *Tyrothrix tenuis*.

Il en résulte que tous les procédés de stérilisation du lait qui s'arrêtent à la température de 100° sont sujets à caution, au point de vue de la stérilité absolue, mais non point au point de vue pratique.

Dans la pratique, il s'agit de s'entendre. Lorsqu'on parle de *lait stérilisé*, on ne prétend pas indiquer que le lait soit *stérile*. Il ne l'est pas, en effet, comme

le prouvent les expériences de Feer (1) et de Langermann (2) et autres.

Ce dernier demanderait un chauffage sous pression
à 125°. Dans ces conditions, la caséine a subi des
modifications intimes et elle a perdu sa digestibilité.

Au contraire, le lait stérilisé dans les environs de
100°, même au-dessous, à partir de 90°, contient bien
encore des germes, mais ces germes ne sont pas nuisibles, tous les pathogènes sont tués et la caséine a
conservé et même accru sa qualité digestive.

Il n'y a donc pas avantage à avoir du lait vraiment
stérile ; au contraire.

Valeur nutritive du lait stérilisé. — Pour juger
de la valeur nutritive d'un aliment, et du lait en particulier, on peut s'adresser à différentes méthodes.

On peut montrer que les enfants nourris au lait
stérilisé augmentent régulièrement de poids (Budin et
Chavanne). C'est le procédé clinique (3).

On peut faire, au moyen de digestions artificielles,
la comparaison du même lait cru ou stérilisé ; c'est
un procédé physiologique.

Par ces deux voies, on arrive à montrer que le lait
de vache stérilisé, lorsqu'on n'a pas dépassé 100° environ dans le chauffage, possède une digestibilité plus
grande que le lait de vache non stérilisé.

Déjà, on remarque que le caillot produit par la présure, au lieu d'être comme fibreux en une masse com-

(1) Feer. *Ein Beitrag zur Sterilisationsfrage der Kindermilch (Jahr. f. Kunderh.* 1891, B XXXIII, II, p. 89).

(2) Langermann. *Untersuchungen uber den Bakteriengehalt
von auf verchiedenen Art und Weise zur Kindernahrung
sterilisirter Nahrung (Jahrb. fur Kinderhéilk*, 1893, Bd.
XXXV, p. 88).

(3) A. Comby. *Traitement de la diarrhée infantile par
le lait stérilisé. (Soc. med. des hop*, 20 octobre 1890.)

pacte, se présente sous forme d'amas de caillots plus fins.

Rien ne démontre *à priori* que les microbes présents dans le lait en rendent la digestion difficile pour les nourrissons et amènent des maladies du canal digestif. Aucun de ces microbes n'est pathogène dans le sens accordé jusqu'ici à ce mot. Mais le tube digestif des nourrissons est particulièrement sensible; il supporte par exemple difficilement la présence de certains acides. On comprend, à la rigueur, que ce même lait, peuplé de microbes, qu'un adulte consommerait impunément, puisse amener dans l'estomac du nourrisson des fermentations qui le rendent indigeste, en y produisant des diastases que la muqueuse jeune n'est pas préparée à supporter. On comprend aussi que les produits toxiques variés, qui accompagnent presque toujours la vie des microbes, puissent exercer une action puissante sur un organisme jeune et débile.

M. Uhlig (1) a fait, à la Policlinique de Leipzig sous la direction de M. le professeur Heubner, des expériences pour rechercher le résultat de l'alimentation par le lait stérilisé, par la méthode de Soxhlet.

L'expérience a porté, du commencement de mai au commencement d'août 1887, sur 39 enfants (21 garçons et 18 fillettes), dont 12 souffraient de dyspepsie aigüe avec diarrhée dyspeptique, 20 de dyspepsie chronique avec trouble de la nutrition, 7 de choléra infantile. La plupart d'entre eux étaient malades depuis longtemps et leur poids moyen n'atteignait pas la 1/2 du poids moyen de leur âge.

On a fait un lavage préalable de l'estomac avec une

(1) R. Uhlig. *Recherches sur la nourriture des nourrissons malades au moyen de lait stérilisé. (Annal. Instit. Pasteur, 1889.)*

solution tiède et faible de sel marin ou de résorcine.

Le lait était pour les enfants au-dessus de 4 mois, du lait commercial de bonne qualité.

Pour les enfants au-dessous de 4 mois, on étendait le lait de 1/2 d'eau et on y ajoutait 30 grammes de sucre de lait par litre, de façon à lui donner le plus de ressemblance possible avec le lait de femme.

Chaque enfant avait en moyenne par jour à sa disposition un demi-litre de lait, reparti dans des flacons stérilisés de 150 grammes.

Résultats. — Sur les 39 enfants, 4 morts de maladies intercurrentes. Restent 35, 7 morts, c'est-à-dire mortalité de 20 pour 100, très inférieure à la mortalité infantile moyenne, car en prenant le chiffre de Varentrap à Francfort, qui est de 49 pour 100 environ, on voit, dit M. Uhlig, que l'avantage du lait stérile est encore manifeste.

En évaluant les augmentations de poids de ses nourrissons, et en les comparant aux moyennes des divers âges, il a vu que 41 pour 100 avaient une augmentation normale, comme s'ils avaient été bien portants; 15 pour 100 avaient une augmentation plus faible, mais encore sensible; 5 pour 100 sont restés stationnaires; 23 pour 100 n'ont manifesté aucune amélioration apparente; enfin 15 pour 100, seulement, ont diminué de poids.

M. Duclaux conclut :

« C'est un peu arbitrairement et en vertu d'une idée préconçue qu'on rattache les avantages obtenus à l'absence de microbes dans le lait consommé. Si cette absence devait durer tout le long du canal intestinal, il n'y aurait rien à dire. Mais si le lait entre dans la bouche privé de microbes, il en rencontre dans tout son trajet. Le lavage initial de l'estomac des nourrissons n'a certainement pas pour effet d'y tuer tous les germes. D'ailleurs les détruirait-on au début que la réinvasion serait des plus faciles. Que se passe-t-il donc?

« Est-ce une question de quantité de microbes, dont le nombre diminuerait, peu à peu, par suite de l'arrivée régulière dans l'estomac de lait stérile, ou faiblement peuplé par son passage sur la langue et dans la bouche?

« Est-ce, au contraire, une question de qualité, les microbes qui habitent l'estomac ayant un caractère plus inoffensif que ceux qui peuvent dans le lait provenir du pis de la vache ou des contacts divers auxquels ce liquide est exposé? On ne le sait. A quoi les attribuer en dehors des questions de microbes? dira-t-on peut être. Le lait chauffé ne doit pas se comporter, dans les organes digestifs, comme le lait naturel. La caséine est dans un état physique différent, et ne se coagule pas absolument de même; c'est ce dont l'industrie laitière s'est depuis longtemps aperçue. Rien ne prouve qu'il n'y a pas des différences analogues en ce qui concerne la digestibilité. Que les grumeaux de caillé soient plus gros ou plus fins, plus cohérents ou plus gélatineux, ils résisteront plus ou moins et séjourneront plus longtemps dans l'estomac avant de traverser le pylore. Ce qui peut servir d'argument en faveur de cette idée, c'est qu'on a trouvé utile d'étendre d'eau le lait de vache avant de le faire servir à l'alimentation. Or, la dilution amène une plus grande division des grumeaux et agit dans le même sens que le chauffage. »

Et M. Duclaux conclut :

« *En tout cas, la question n'est pas résolue* à l'avance, et c'est pour cela que j'ai pensé à la poser, dans l'espoir qu'elle tentera quelque observateur en situation de l'étudier et de la résoudre. »

Malgré tout, c'est toujours le lait de femme qui reste le mieux utilisé par l'enfant.

Par la comparaison de la teneur en azote des selles et des urines par rapport à l'azote du lait ingéré, M. J. Groscz (1), établit que l'enfant assimile 90 pour 100 des substances azotées du lait maternel, tandis que du lait de vache il n'utilise que 87 pour 100 de l'azote.

La quantité des selles est bien supérieure chez les enfants soumis à l'allaitement artificiel. On noterait, d'après MM. Lange et Berend (2), 25 grammes au lieu de 3,69, soit, proportion énorme, 6 fois plus. L'utilisation de l'azote de 86 pour 100 avec le lait maternel tombait à 77,79 pour 100 avec le lait de vache, avec presque 7 pour 100 dans les selles, chez un dyspeptique, la graisse n'est absorbée que dans le rapport de 75,2, 78 à 86°5 pour 100.

En même temps, on voit la quantité d'urine rester toujours proportionnellement moindre chez les enfants allaités artificiellement.

Le lait stérilisé pur convient aux tous jeunes enfants, aussi a-t-on renoncé au coupage dans la grande majorité des cas.

Toutefois, certains médecins font à cette pratique quelques restrictions. Quelques-uns, comme M. G. Variot (3), ont l'habitude de faire diluer le lait stérilisé d'un tiers d'eau jusqu'à la huitième semaine.

Appareils à stériliser le lait.

On divise les appareils à stériliser le lait : 1° en *appareils portatifs*, stérilisateurs en bouteilles séparées

(1) J. Groscz. *Eiweiss Stoffwechsel des Neugeboren und des Säuglingen.* (*Jàhrb. f. Kindh.* B. XLIV. H. 3. 4. 21 mai 1877.)

(2) Jérôme Lange et Nic. Berend. *Stoffwechselversuche an dyspeptischen Sauglingen.* (*Jahr. f. Kinderh.*, ibidem.)

(3) G. Variot. *La stérilisation du lait et les manipulations du lait pour l'allaitement artificiel en Amérique.* (*Journal de clinique et de thérapeutique infantiles*, 13 février 1896.)

(Soxhlet-Budin) ou en bloc (Escherich) et 2° *appareils industriels* (1).

I. **Appareils portatifs ou de famille.** — Le nombre des appareils à stériliser le lait augmente de jour en jour, à mesure que l'emploi du lait stérilisé se vulgarise.

Malgré quelque diversité de forme, malgré l'adjonction ou la modification de tel ou tel détail, les stérilisateurs se basent tous sur un même principe : soumettre le lait à l'action de la chaleur sous pression de vapeur d'eau à une température voisine de 100°.

Cette condition remplie, les appareils peuvent se ranger en deux catégories, selon qu'on traite le lait dans des fioles séparées ne contenant que la dose d'une seule tétée, ou qu'on pratique l'opération en bloc sur toute la provision de la journée. Nous décrirons les principaux appareils.

1° **Stérilisation en bouteilles séparées.** — Depuis les tentatives d'Appert pour la conservation du lait, la question n'avait guère été reprise.

APPAREIL DE SOXHLET. — C'est à Soxhlet (2) que

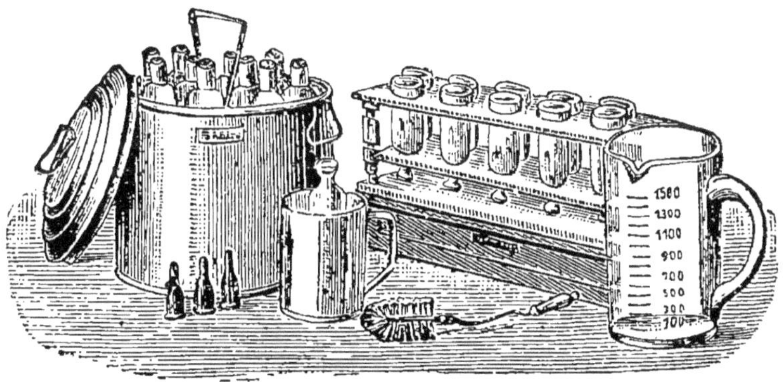

Fig. 11. — Appareil de Soxhlet, complet.

(1) Soxhlet. *Uber Kindermilch und Soenglingsernœhrung.* (*Munchner med. Wochenschrift*, 1886, nᵒˢ 15-16).
(2) Soxhlet. *Munch. med. Wochensch.*, 1891, nᵒˢ 19-20.

nous sommes redevables de la première application pratique de la stérilisation du lait destiné à l'alimentation des nourrissons.

Son appareil tel qu'on le trouve aujourd'hui (fig. 11), après quelques modifications, se compose de :

1° Bouteilles de 150 grammes en nombre suffisant, 20 en général, avec bouchons en caoutchouc et capuchons métalliques (fig. 12).

2° Panier métallique pour contenir les bouteilles.

3° Récipient en fer-blanc, avec couvercle.

Il faut, en outre, un broc d'un litre et demi, un support pour égoutter les bouteilles, une brosse, des tétines, etc.

APPAREIL D'ARNOLD. — Le *stérilisateur à vapeur d'Arnold*, qui se fabrique à Rochester (New-York, États-Unis), n'est qu'une modification de l'appareil de Soxhlet (fig. 13).

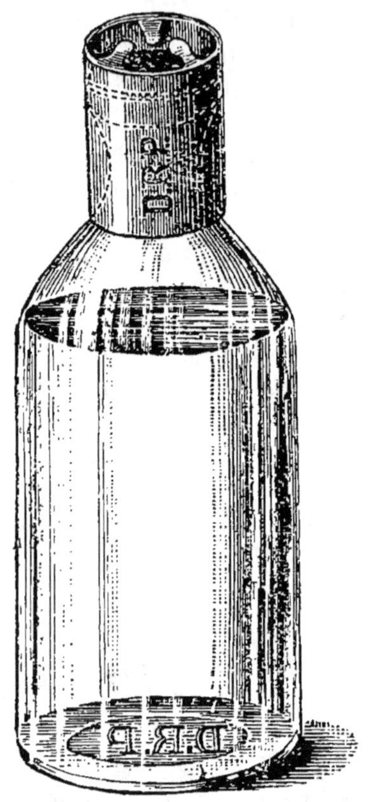

Fig. 12. — Appareil de Soxhlet. Système de bouchage.

Lorsqu'on met sur le récipient le couvercle plein, la température se maintient à 100° ; lorsqu'on substitue à ce couvercle plein un autre perforé, on n'obtient plus que 85 à 90°.

APPAREILS DE EGLI SINCLAIR, GROEBNER, FLUGGE, HESSE, etc. — Parmi les stérilisateurs construits selon le principe de celui de Soxhlet, on peut encore citer :

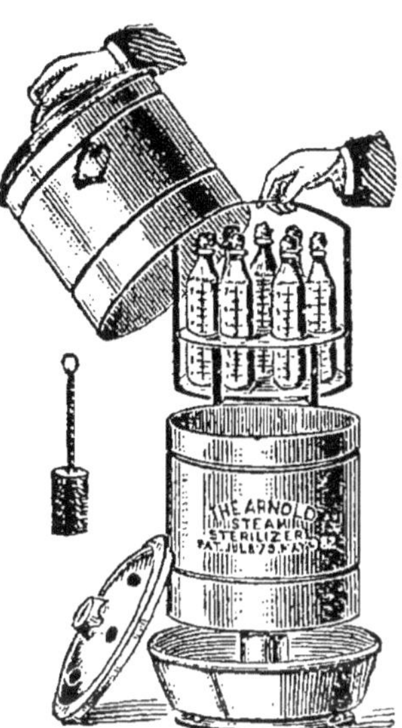

Fig. 13. — Appareil américain de Arnold.

Celui du Dr Egli Sinclair (1) (Zurich), qui se distingue par le bouchage des bouteilles. Chaque bouteille, après avoir reçu le lait, est fermée à l'aide d'une tétine ; après stérilisation, un fermoir pince le bout de ce suçoir et ferme ainsi le biberon ;

Celui du D^r Grœbner (Saint-Pétersbourg) ;

Celui du Dr Flugge (Breslau) et celui du Dr Hesse (2), qui rentrent dans la même catégorie.

MODIFICATIONS DU BOUCHAGE. — L'appareil de Soxhlet, à côté des modifications que lui a fait subir son auteur, a été l'objet de quelques modifications de la part de quelques médecins.

Dans son modèle primitif, Soxhlet avait fermé ses bouteilles à l'aide d'un bouchon en caoutchouc, traversé par une tige de verre pleine, qu'on plaçait après la stérilisation achevée.

Oskar Israel proposa (3) de substituer à ce dispositif un tube creux en verre recourbé en U, dont une

(1) Egli Sinclair. *Correspondenzbl. f. Schweizer Aerzte,* 1887.

(2) Hesse. *Ein neuer Apparat zum Sterilisiren der Milch.* (*Deutsche med. Wochenschrift,* 1886.)

(3) Oskar Israel. *Zur Soxhlet's Milchkochapparat.* (*Berl. kl. Woch.,* 1889, p. 640).

branche pénétrait dans le bouchon, l'autre branche
ayant l'ouverture dirigée en bas. On pouvait ainsi fermer les bouteilles avant le chauffage.

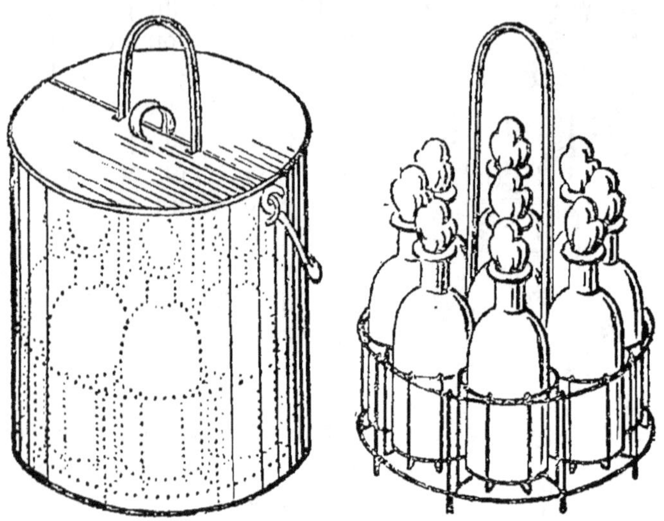

Fig. 14. — Appareil de Vinay.   Fig. 15. — Bouchage à l'ouate.

Un procédé plus simple, dû à J. Eisenberg, consiste
à boucher les flacons avec de l'ouate stérilisée, dès
la stérilisation achevée (1).

C'est aussi à l'ouate ou à des capsules en caoutchouc
qu'avaient eu recours M. Escherich (2) et M. Vinay (3)
(fig. 14 et 15).

(1) James Eisenberg. *Uber keimfreie Milch und deren
Verwendung zur Kindernernehorung (Geburtshilf. Gy-
næk. Gesells. in Wien. Internat. kl. Rundschau,* 1892
n° 6).
(2) Vinay. Du lait stérilisé et de sa valeur alimentaire chez
les nourrissons. *Annales d'Hygiène,* Paris, 1891, t. XXVI, p. 226.
(3) Escherich (Munich). *Zür Réform der kunstlichen Er-*

Appareil de Schmidt-Mulheim. — Dans un modèle d'appareil fabriqué à Bâle, qui porte le nom du Dr Schmidt-Mulheim (fig. 16), la principale particularité consiste dans le bouchage.

Chaque goulot de bouteille est recouvert d'un godet en verre, échancré à sa surface interne d'une

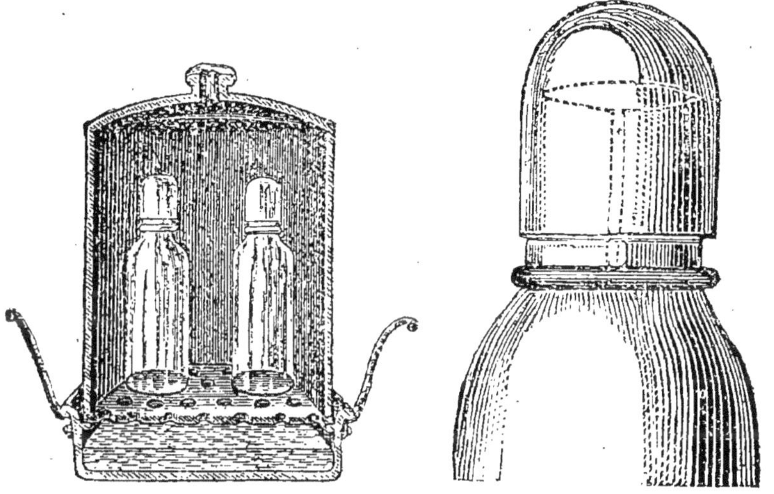

Fig. 16. — Appareil de Schmidt-Mulheim.

Fig. 17. — Système de bouchage de l'appareil de Schmidt-Mulheim.

rainure verticale, qui permet à la vapeur d'eau de s'échapper pendant la coction (fig. 17).

Lorsque l'opération est finie, on enfonce le godet jusqu'au col du récipient muni d'un anneau en caoutchouc.

nœhrung im Saeuglingsalter (62 Versammlung deutscher Naturforscher und Aerzte in Heidelberg, 1889. — Intern. kl. Rundschau, 1989, p. 1678).

TRIUMPH-MILCHKOCHER. — Le stérilisateur (*Triumph-Milchkocher !*) consiste en une capsule pour l'eau, fermée par un disque perforé, sur lequel on pose les bouteilles contenant le lait. Le tout est recouvert d'une cloche munie à son sommet d'une soupape. La figure 18 montre simplement un chauffe-lait pour tiédir chaque fiole au moment du besoin.

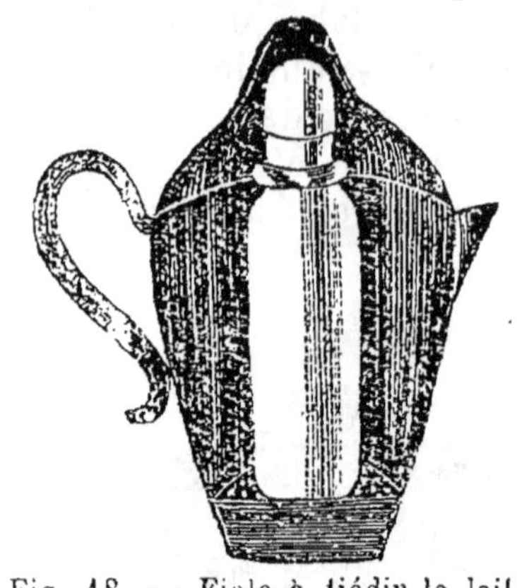

Fig. 18. — Fiole à tiédir le lait de l'appareil Triumph-Milchkocher.

STÉRILISATEUR DE SEIBERT. — Avec des variantes dans la forme des différentes parties, le stérilisateur de A. Seibert (New-York)(1) ne représente qu'une modification de l'appareil de Soxhlet. Il s'en distingue par la capacité des bouteilles, variable avec le développement des enfants (fig. 19). Comme l'auteur l'exprime d'une façon aphoristique : « *The Weigt and Size, not the Age of the Infant determines its Foods properly.* » Ce n'est pas sur l'âge qu'il base la ration de l'enfant, mais sur son poids. C'est sous l'influence de cette idée directrice, qu'a été construit l'appareil américain.

De plus, au lieu d'employer le lait pur ou coupé seulement d'eau, A. Seibert fait un mélange de lait, de gruau et de sucre.

Le tableau suivant permet de simplifier ces manipulations.

(1) Seibert. *New-York medical Journal.* 15 février 1890, et *Med. Monatschrift.* New-York. février 1890.

Poids	Numéro des bouteilles	Contenu des bouteilles	Quantité			Répartition			
			de lait	de gruau	de sucre	intervalles.	en 24 heures.	de 6 h. mat. à 6 h. s.	de 6 h. s. à 6 h. mat.
3 k, 3 k 1/2 et 4 k.	I	90 gr.	30 gr. ou 2 cuillerées à bouche.	60 gr. ou 4 cuillerées à bouche.	1/2 cuillerée à café.	1 bouteille toutes les 2 heures.	8 bouteilles	6 bouteilles	2 bouteilles
4 k 1/2 et 5 k.	II	120 gr.	45 gr. ou 3 cuillerées à bouche.	75 gr. ou 5 cuillerées à bouche.	1/2 cuillerée à café.	1 bouteille toutes les 2 heures.	8 bouteilles	6 bouteilles	2 bouteilles
5 k 1/2, 6 k 6 k 1/2, 7 k.	III	150 gr.	75 gr. ou 5 cuillerées à bouche.	75 gr. ou 5 cuillerées à bouche.	3/4 cuillerée à café.	1 bouteille toutes les 2 h. 1/2.	7 bouteilles	5 bouteilles	2 bouteilles
7 k 1/2, 8 k.	IV	180 gr.	105 gr. ou 7 cuillerées à bouche.	75 gr. ou 5 cuillerées à bouche.	3/4 cuillerée à café.	1 bouteille toutes les 2 h. 1/2.	7 bouteilles	5 bouteilles	2 bouteilles
8 k 1/2, 9 k.	V	210 gr.	150 gr. ou 10 cuillerées à bouche.	60 gr. ou 4 cuillerées à bouche.	1 cuillerée à café.	1 bouteille toutes les 3 heures.	6 bouteilles	5 bouteilles	1 bouteille.
9 k 1/2, 10 k.	VI	240 gr.	Tout lait plus 1 cuillerée à café de sucre.			1 bouteille toutes les 3 heures.	6 bouteilles	5 bouteilles	1 bouteille.

Le tableau de la page 132 indique mathématiquement

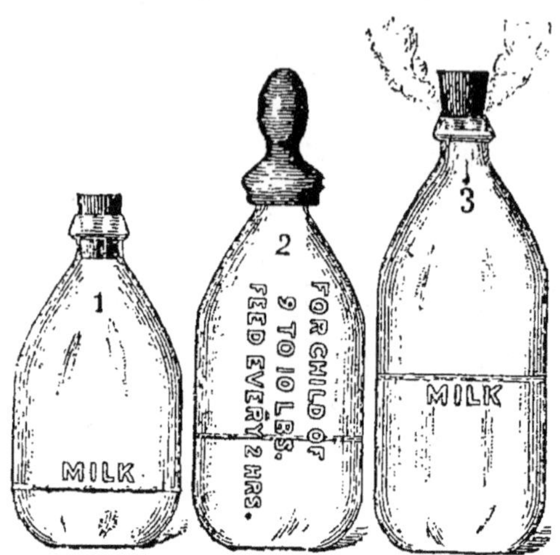

Fig. 19. — Appareil de Seibert, fioles vides.

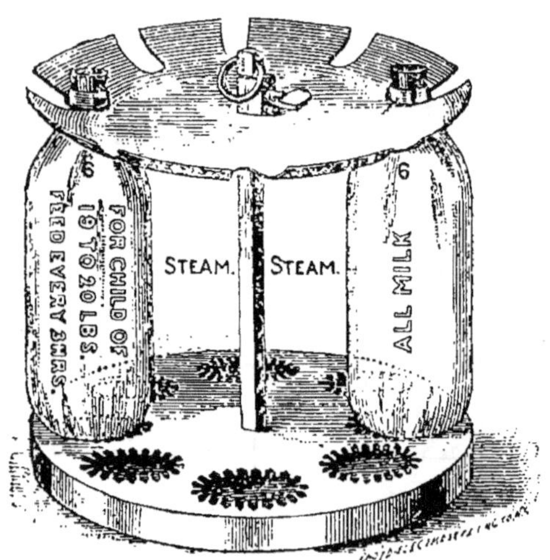

Fig. 20. — Appareil de Seibert monté.

GILLET. — Hygiène infantile.   8

les quantités des différentes substances correspondantes pour un enfant d'un poids donné, avec la réglementation complète des tétées. L'auteur recommande de ne jamais passer à des quantités supérieures tant que le poids de l'enfant n'a pas atteint le nombre voulu.

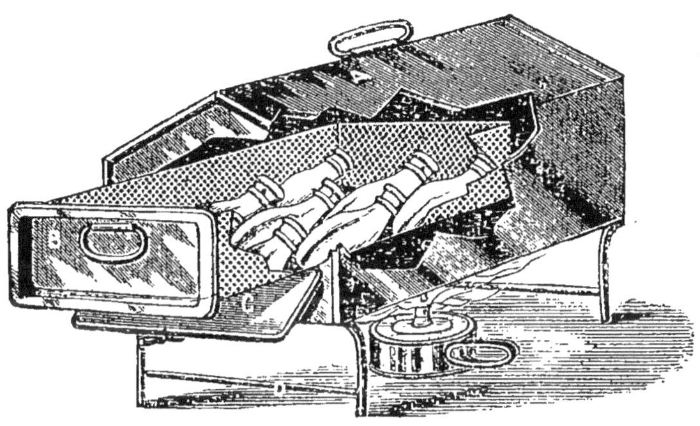

Fig. 21. — Appareil américain pour la stérilisation du lait.

Pour s'adapter à toutes les dimensions de bouteilles le plateau supérieur du support est mobile. Il consiste en un disque à bord relevé, échancré pour emboîter le goulot des flacons (fig. 20).

Appareil américain. — Un autre modèle américain, de construction toute différente, constitue une petite étuve allongée, à tiroir, destinée à plusieurs usages (fig. 21).

On l'utilise pour la stérilisation du lait.

Du reste, toute étuve réglée à bonne température peut servir à la stérilisation du lait.

Appareil de Budin. — En France, M. le professeur

Budin (1) a été un des premiers à recommander pour les nouveau-nés l'usage du lait stérilisé.

Il a modifié l'appareil primitif de Soxhlet et a fait la stérilisation en grand dans ses services de la Charité et de la Pitié.

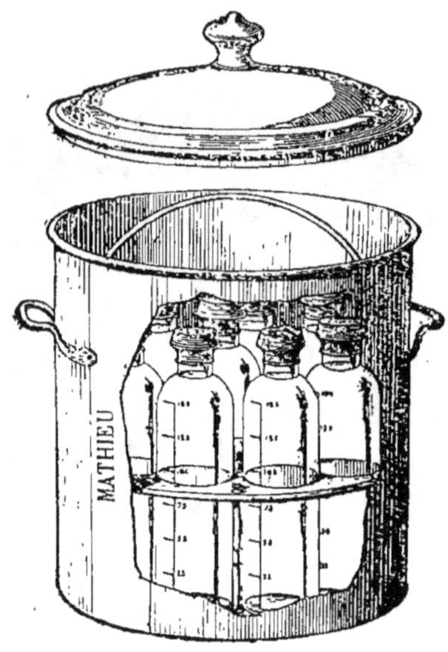

Fig. 22. — Appareil de Budin (modèle de Mathieu).

Le type de Budin offre quelques variantes, selon les modèles de divers fabricants.

Le modèle de Mathieu (fig. 22) a un bouchage en capsule de caoutchouc.

Le modèle de Gentile possède un bouchon en caout-

(1) Budin et Chavanne. *Académie de médecine*, 1892.
Budin. *Conférence sur l'hygiène de l'enfance, allaitement.* (*Annales d'Hygiène*, 1892, t. XXVIII, p. 5 et 1896, t. XXXVI, p. 210.)
Chavanne. *Du lait stérilisé.* Paris, 1893.

chouc, en forme de clou (fig. 23 et 24) assujetti par un disque métallique (fig. 25) au moyen d'une ficelle (fig. 26).

Il y a encore bien d'autres variétés.

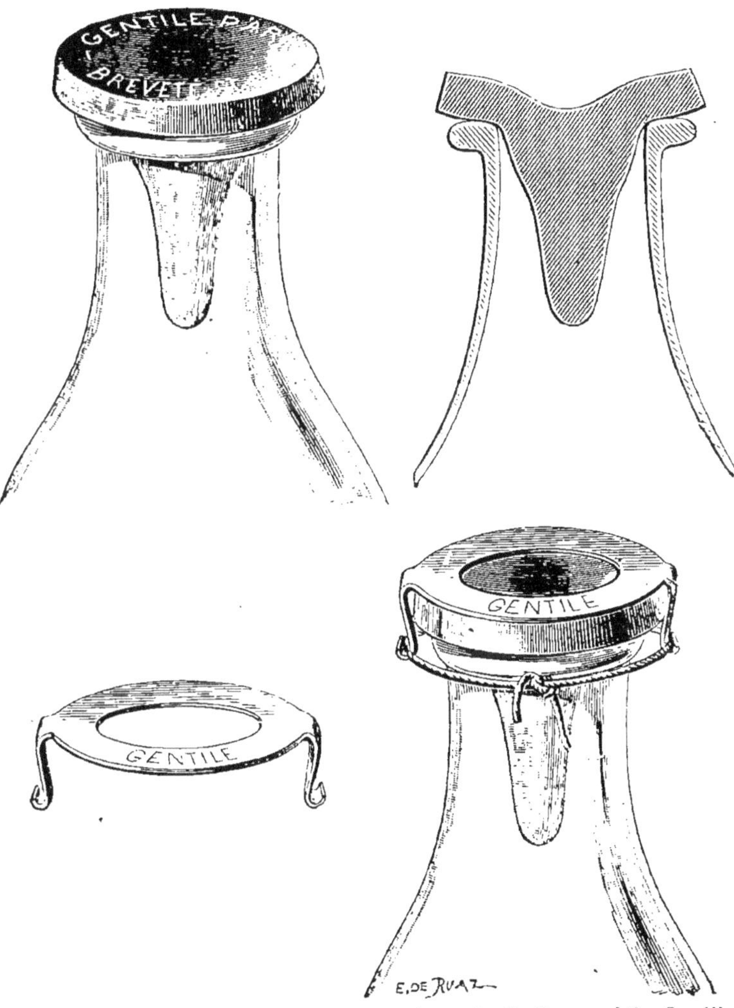

Fig. 23, 24, 25, 26. — Système de bouchage de Budin, modèle Gentile.

2° **Stérilisation en bloc.** — *A. Appareils à chauffage d'eau.* — Pour restreindre au minimum les manipulations et les mettre ainsi à la portée de tous, on a pensé qu'il serait peut-être préférable de faire la stérilisation du lait en bloc, sans le distribuer au préalable dans des fioles séparées.

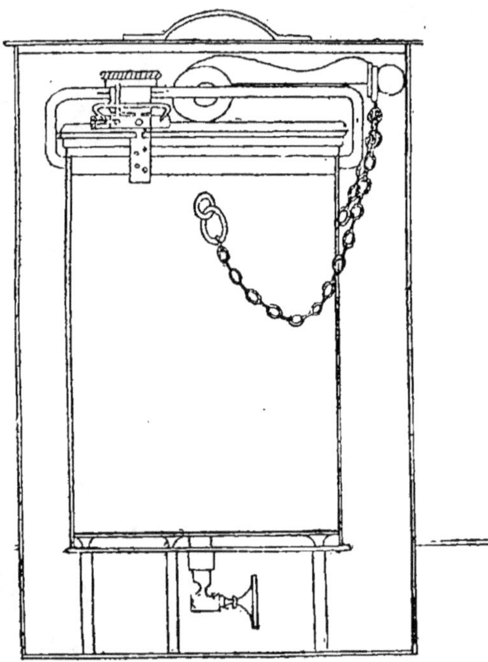

Fig. 27. — Appareil d'Escherich.

APPAREIL D'ESCHERICH. — Un appareil construit sur ce principe a été présenté par M. Escherich (1), au Congrès international de médecine tenu à Berlin en août 1890.

(1) Escherich (Graz). *Uber Milchsterilisirung zum Zwecke der Sœuglingsnœhrung nebst Demonstrations eines neuen Apparates. (Verhandlungen des X. internat. med. Congresses.* 1890. Berlin, 1891. B. II. 6. Abth p. 35.)

8.

Il se compose (fig. 27) d'un vase cylindrique, primitivement en fer-blanc étamé, actuellement en porcelaine, destiné à contenir le lait et portant à sa partie inférieure un robinet pour tirer le liquide. Le couvercle, qui ferme hermétiquement l'appareil, porte une soupape de sûreté en cas d'excès de pression intérieure, et un tube à filtrage d'air pour permettre l'entrée de l'air privé de germe au moment où l'on fait couler du lait par le robinet.

Pour chauffer l'appareil, on le met, pendant une demi-heure, dans un bain-marie.

Avec ce dispositif peu compliqué, on peut conserver stérilisée une certaine quantité de lait et l'on en prélève, au fur et à mesure du besoin, ce qui est nécessaire à l'alimentation du jeune enfant.

M. Escherich, pour restreindre encore l'initiative personnelle de la nourrice, a fait inscrire sur le biberon même les quantités de lait exigées pour chaque tétée, selon les différents âges.

B. *Appareils à feu nu.* — APPAREILS DE SOLTMANN, DE BERDEZ. — Le premier appareil de ce genre est celui de Soltmann (Breslau) *à feu nu.*

Le stérilisateur du Dr Berdez (Lausanne) est conçu sur le même principe (fig. 28).

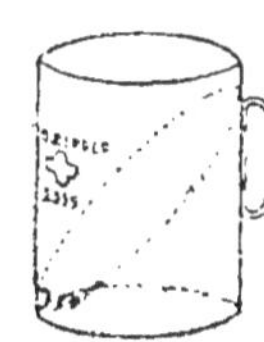

Fig. 28. — Appareil de Berdez.

Une cloison oblique, percée d'une ouverture à sa partie supérieure divise incomplètement l'appareil en deux compartiments, et force le lait, pendant l'ébullition, à un mouvement constant, qui empêche le liquide de s'attacher aux parois du vase et de prendre le goût de brûlé.

Selon l'âge, il existe deux grandeurs, une de 8, une de 15 décilitres.

On chauffe directement à feu nu.

Appareil de Stoedler. — Le D^r Stœdler (de Hambourg) a adopté un autre dispositif, qui diffère un peu des précédents (fig. 29 et 30).

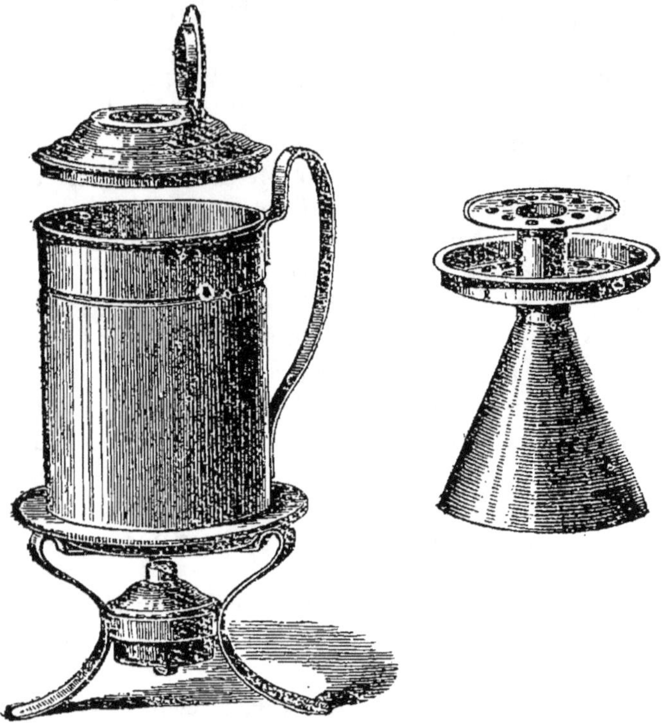

Fig. 29 et 30. — Appareil de Stœdler.

Appareil d'Oetli. — C'est une lampe à esprit-de-vin, qui sert aussi à chauffer directement (1).

Dans un vase cylindrique en fer-blanc est placé un manchon cylindroconique, échancré par en bas dans

(1) Combe. *Contribution au traitement du catarrhe gastro-intestinal des enfants* (*Revue médicale de la Suisse romande*, 20 janvier 1890.)

sa partie la moins large, qui repose sur le fond du premier récipient.

Une rainure indique la quantité maxima de lait qu'on peut introduire en une fois (fig. 31).

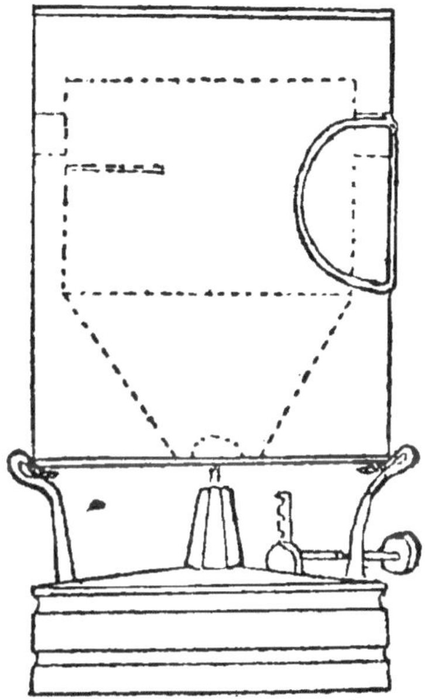

Fig. 31. — Appareil d'Oetli.

Il n'y a pas de couvercle et dans le mode d'emploi indiqué par le fabricant, on recommande, aussitôt la cuisson finie, de couvrir le vase avec une assiette bien propre, afin d'empêcher la poussière d'y entrer.

Un·des inconvénients de tous ces appareils de stérilisation en masse et surtout de ceux qu'on chauffe à feu nu, est le goût métallique qu'acquiert le lait par son séjour dans le fer-blanc étamé, et qu'on n'évite pas complètement, même en y faisant bouillir de l'eau avant de s'en servir pour le lait.

C'est pour cette raison, qu'aujourd'hui, M. Escherich fait fabriquer son appareil non plus en tôle étamée mais en tôle émaillée.

APPAREIL DU Dr HIPPIUS (Saint-Pétersbourg) (1). — Il est tout en verre (fig. 32 et 33); il remédie ainsi à l'in-

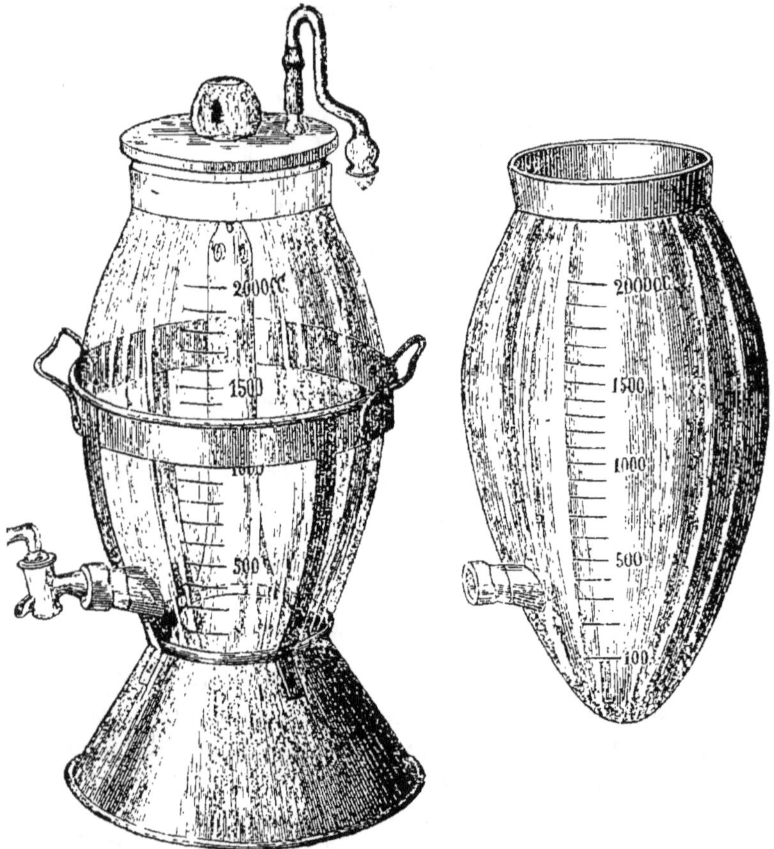

Fig. 32 et 33. — Appareil de Hippius.

convénient du goût métallique que prend le lait dans le fer-blanc. On le chauffe directement, avec précaution.

(1) Hippius. *Berliner kl. Wochenschrift*, n° 45, 1890.

Appareil de Hesse. — L'appareil de Hesse est en verre aussi ; il permet d'utiliser le bain-marie.

II. Appareils industriels. — Les appareils industriels reposent sur le même principe que ceux qui servent à la stérilisation dans les familles, et reproduisent en grand le dispositif de ces appareils. C'est toujours la méthode mise en pratique par Soxhlet, le chauffage du lait par la vapeur sous pression.

Ils permettent, en plus, d'obtenir une plus grande élévation de température. Dans les appareils de famille, la température varie entre 96 et 98° environ, plus rarement elle atteint 100° ; la pression reste toujours assez modérée. Elle dépasse un peu la pression atmosphérique ambiante, mais les parois n'ont pas la solidité nécessaire pour supporter une poussée forte.

Par leur construction, les appareils industriels sont susceptibles de résister à plusieurs atmosphères. La description de quelques types principaux suffira à nous éclairer sur leur fonctionnement.

On peut obtenir une température de 102°, 104°, 110° ; on pourrait même à volonté monter à 120°, même à 150°, comme dans les étuves à désinfection, avec lesquelles ils ont beaucoup d'analogie.

Une telle élévation de température permettrait de fournir un lait vraiment stérile ; mais il n'y a aucune utilité à poursuivre ce but, ce serait même une fausse piste.

Nous savons que l'albumine de l'œuf, par exemple, perd de sa digestibilité à mesure qu'on la cuit. Entre l'œuf mollet et l'œuf dur la différence de digestibilité est énorme. De même pour la caséine du lait de vache. A mesure qu'on s'élève *au-dessus de* 100 *à* 102°, *on diminue* d'autant *la valeur alimentaire de la caséine*, par suite de modifications intimes apportées dans sa constitution moléculaire.

Mieux vaut donc *un lait moins stérile qu'un lait moins digestible.*

Parmi les modèles les plus employés, nous avons ceux de Buddin-Gentile, de Neuhauss, Gronwald, Oehlmann et de Hignette.

APPAREIL DE BUDIN-GENTILE. — On peut considérer cette forme d'appareil de stérilisation en grand comme un intermédiaire entre les appareils de famille et les appareils industriels proprement dits (fig. 34).

De l'appareil portatif il conserve la disposition générale, le volume seul diffère; il augmente beaucoup.

Au lieu d'y avoir place pour une huitaine de flacons de lait, il y a suffisamment d'espace pour en admettre 100. 200 et plus selon les besoins; et les bouteilles, au lieu de n'avoir que la contenance d'un biberon, au lieu de 120 grammes au maximum peuvent avoir 700 ou 800 c.c. Comme dispositif, c'est aussi l'analogue de l'appareil portatif, panier métallique pour supporter, même fonctionnement pour le chauffage de l'eau placée au fond de l'appareil sur un fourneau à gaz; la grande différence réside surtout dans l'épaisseur et la solidité des parois, capables de résister à une pression déjà assez forte.

Ce modèle, qui n'est pas industriel à proprement parler, convient surtout aux établissements privés, comme les services d'accouchements, les crèches, les dispensaires. On peut les voir fonctionner en particulier à Paris, dans le service de M. Budin, maintenant à l'hôpital de la Pitié, au dispensaire du 1er arrondissement, dirigé par M. Richard, et dans la crèche des Batignolles, 49 rue Gauthey, surveillée par M. Gauchas, et dans bien d'autres établissements similaires, dont la liste serait trop longue.

Avec ce modèle d'appareil, on arrive à une température de 100° environ et une pression un peu plus forte qu'avec les appareils de famille.

Toutefois, comme avec ceux-ci, il est bon de ne se servir que du lait stérilisé depuis 48 heures au plus et mieux seulement depuis 24 heures.

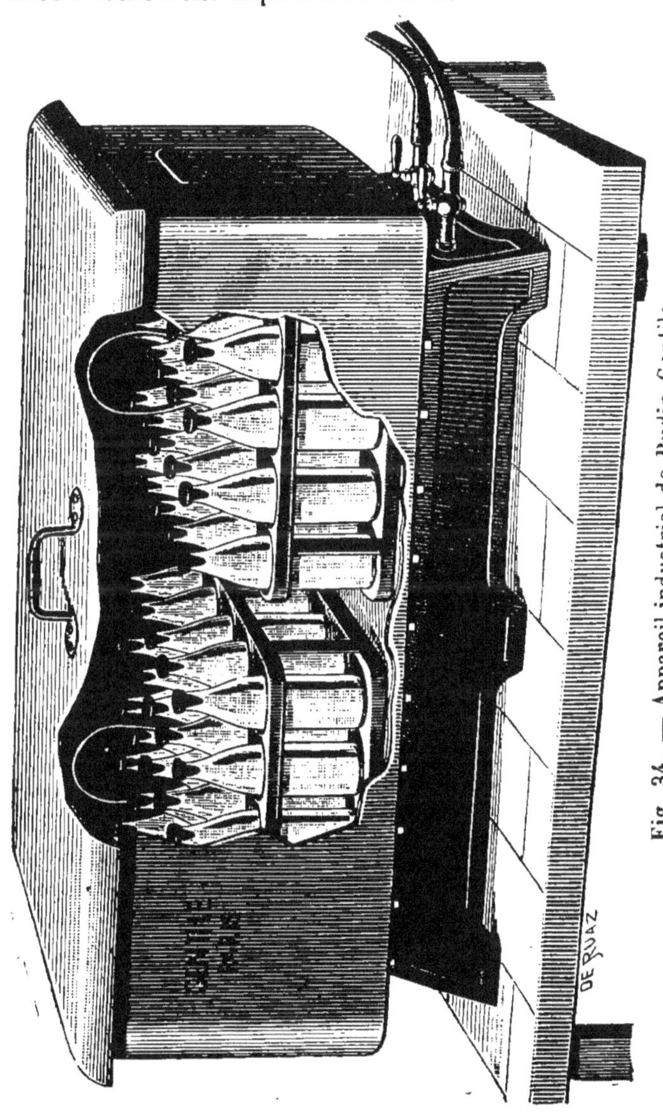

Fig. 34. — Appareil industriel de Budin-Gentile.

Les deux autres types d'appareils, que nous citons, représentent de véritables appareils industriels. Si nous les mentionnons de préférence, c'est que nous les avons vus fonctionner; l'un, celui de Neuhauss, Gronwald, Œhlmann, à Berlin, lors du Congrès international en 1890; l'autre, l'appareil d'Hignette, dans une des grandes fermes des alentours de Paris, qui fournit du lait stérilisé.

Appareil de Neuhauss, Gronwald, Œhlmann. — Je cite cet appareil après celui de Budin Gentile, parce

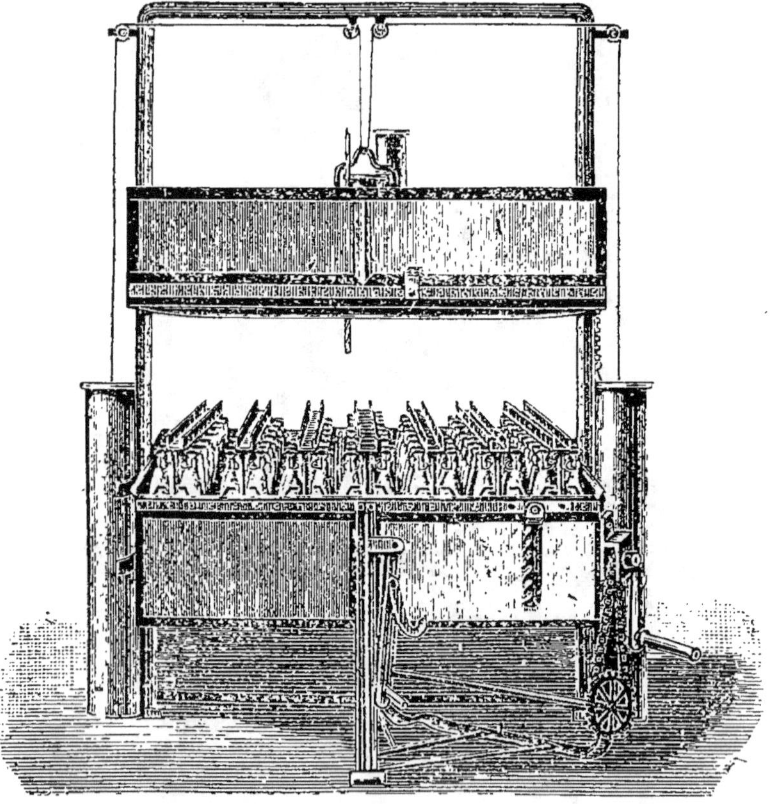

Fig. 35. — Appareil de Neuhauss, Gronwald, Oehlmann.

Gillet. — Hygiène infantile.   9

que, comme lui, il reproduit plus ou moins les dispositions générales du type primitif de Soxhlet.

C'est une espèce de boîte métallique (fig. 35) montée sur pied et cadre, de 1^m,40 de large, sur 1^m,60 de long et de 1^m,20 de haut et, le couvercle levé, de 1^m,90 et tout en cuivre. Un mécanisme spécial permet de charger et de décharger d'un coup l'appareil. Le fond et le couvercle ferment hermétiquement. Le couvercle se meut le long des montants par le moyen de poids ; le couvercle est agencé de façon à ce que des bouchons, qui y sont disposés, aillent automatiquement fermer les bouteilles, au nombre d'environ 240, lorsque la pression baisse. Il porte thermomètre et manomètre.

Un tuyau amène la vapeur sous pression ; un robinet fait échapper la vapeur ou l'eau après chaque opération ; un tuyau apporte aussi l'eau froide.

On soumet d'abord le lait à un premier chauffage à 85°, 90° pendant 15 minutes, et on refroidit à 25°, 30°. Dans une seconde opération, on élève la température à 100° et 102° pendant 30 minutes.

APPAREIL D'HIGNETTE. — S'il reste toujours basé sur la méthode de Soxhlet, l'appareil d'Hignette affecte plus les allures d'une chaudière (fig. 36).

D'une chaudière, il a la résistance due à sa composition métallique ; il en a la forme cylindrique.

Il repose sur un socle a, qui peut être en fonte ou en maçonnerie ou autrement. A ce niveau est disposé l'appareil de chauffage, grille à charbon de terre ou autre. Dans les installations qui disposent d'un générateur de vapeur, le socle ne fait plus office que de support. Cette modification est avantageuse.

L'appareil lui-même consiste en un cylindre métallique g, revêtu d'une enveloppe de feutre pour éviter la déperdition de chaleur. Le fond b, bombé intérieurement, sert de réservoir d'eau, en contact avec le foyer ; le robinet *i* permet de l'évacuer.

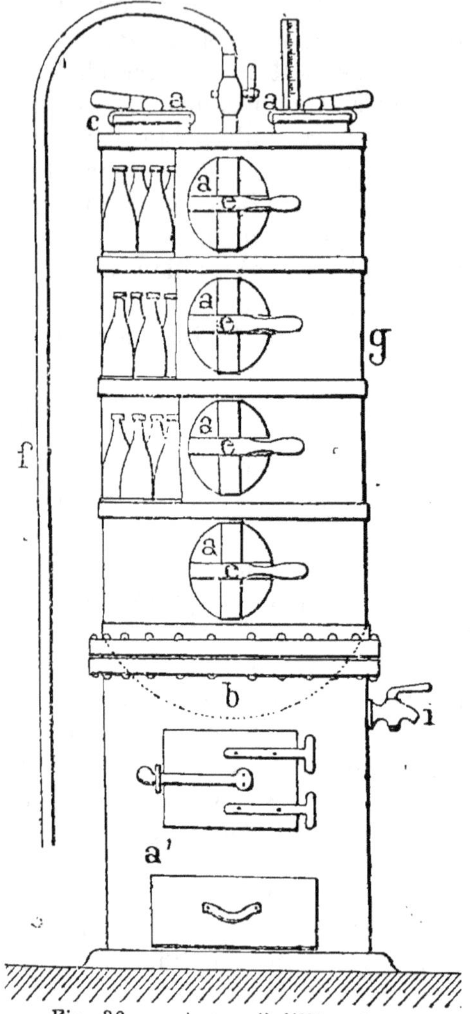

Fig. 36. — Appareil d'Hignette.

L'appareil tout entier est divisé en segments super-posés, formant chacun un compartiment séparé. Des bouteilles y reposent sur un disque perforé. Une ouverture *a* en permet l'entrée et la sortie ; une manette *e* assure la fermeture et sert de traction.

La partie supérieure solidement fixe laisse arriver le tuyau de vapeur *f*, il comprend des soupapes de sûreté *c*, et laisse passer le thermomètre et le manomètre.

Ce fonctionnement est analogue au précédent.

Avec les appareils industriels, le lait stérilisé possède une possibilité plus grande de conservation.

Avec les principaux auteurs, on peut donc conseiller de *se servir du lait stérilisé par les appareils de famille dans les 24 heures, du lait stérilisé par les appareils industriels dans les six à huit jours* ; ou mieux, de faire sa provision deux fois par semaine.

Dans plusieurs villes d'Allemagne et d'Autriche, certains médecins ont contribué par leur influence à faire créer pour la stérilisation du lait des établissements municipaux (1), placés directement sous leur surveillance médicale.

Stérilisation sans appareil spécial. — On peut, avec un dispositif très simple, sans appareil bien spécial et à peu de frais pour les petits ménages, réaliser la stérilisation à domicile, d'après le procédé imaginé par le Dr Lédé (2).

Voici, en substance, ce procédé pratique, qui mé-

(1) Karl Hochsinger. *Uber Sœuglingsernœhrung mit sterilisirter Milch und eine Milchsterilisirungs-Anstalt nach Soxhlet'schen Principen. (Centralblatt für Therapie*, Wien, 1888.)

Theodor. *Uber Milchsterilisirungs-Anstalten nach Soxhlet'schen Principen (Verein für wissenschaftl. Heilkunde zu Kœnigsberg in Preussen*, 4 février 1889.) — *Berl. kl. Wochenschrift*, 1889, p. 747. — Discussion par Dohrn. (Insiste sur le contrôle médical.)

(2) Lédé. *Académie de médecine*, mars 1893.

rite, par sa simplicité même, une vulgarisation rapide.

Les objets nécessaires comprennent :

1° Une marmite avec son couvercle, un pot-au-feu quelconque, à fond rond ;

2° Un panier à verres en fil de fer, en fer-blanc ou en osier, en un mot, un support aussi quelconque. Ici, tout est quelconque, sauf la méthode. La seule condition exigée est qu'il puisse être introduit dans la marmite, et être maintenu au-dessus du fond de celle-ci ; autrement, il faudrait interposer un trépied ou tout autre objet pour relever le panier à une certaine hauteur.

Au besoin, une simple couronne faite avec de la paille ou du foin, mise au fond de la marmite (Budin), suffira pour éloigner les bouteilles au-dessus du fond.

3° Autant de petites bouteilles que de tétées, mais de capacité d'un tiers supérieure à la quantité de lait nécessaire ;

4° Des bouchons en liège, ordinaires, mais de très bonne qualité, s'adaptant bien exactement aux bouteilles.

A la place des bouchons, qu'on peut trouver partout, ou pourra se procurer les capuchons en caoutchouc de M. Budin ou autres, ayant la forme des capsules métalliques qui ferment les bouteilles d'eau minérale, ou bien encore des bouchons de caoutchouc en forme de champignon (Gentile).

Voilà l'instrumentation et ses accessoires.

Voici la manœuvre de la stérilisation :

Chaque matin, la mère de famille, ou la nourrice à gage, va chercher sa provision de lait quotidienne dans un pot bien propre (bouilli à même l'eau, égoutté seulement, c'est le meilleur). Les petites *bouteilles* ont aussi été *ébouillantées* ; elles ont fait un bouillon avec l'eau (eau propre, carbonatée au besoin ou mieux salée) et ont été bien égouttées, mais jamais essuyées en dedans surtout. Ceci est la *stérilisation des réci-pients*.

Chaque bouteille reçoit la quantité de lait qui correspond à une tétée, quantité variable avec l'âge ou le poids.

Si l'enfant est tout jeune, et qu'on ait des raisons pour couper son lait, ce qui ne serait pas constamment nécessaire (Budin), on ajoute alors la portion congrue d'eau préalablement filtrée ou bouillie, ou d'eau minérale naturelle à faible minéralisation : Saint-Alban, Evian, Vittel, Saint-Galmier, Vals, etc.

Les bouteilles remplies à moitié, au plus aux trois quarts, sont placées dans le panier à verres. On descend le tout, panier et bouteilles, dans la marmite, au fond de laquelle on a versé une certaine quantité d'eau simple, carbonatée, ou mieux salée, de façon que l'eau effleure seulement la face inférieure du panier. On met le couvercle, qu'on peut maintenir par un poids, un fer à repasser par exemple.

On chauffe et l'on maintient l'ébullition environ une demi-heure, trois quarts d'heure.

On laisse refroidir un peu, on soulève le couvercle et l'on pose sur chaque bouteille un bouchon, dont, préalablement, on passe vivement le bout dans la flamme ou dans l'eau bouillante.

Lorsque le tout est assez refroidi, on finit d'assujettir les bouchons aux bouteilles, qu'on porte au frais et à l'obscurité. Avec les obturateurs de M. Budin, les bouteilles ont été avantageusement recouvertes dès le début, on n'a plus qu'à les assujettir.

La stérilisation est terminée, moins compliquée en pratique que ne le ferait croire une description forcément longue pour être complète.

Au fur et à mesure du besoin, chaque bouteille est débouchée, coiffée aussitôt d'une tétine pleine ou mieux percée d'un petit trou latéral pour l'air ou même

du galactophore de M. Budin. Jamais aucun trans-
vasement du lait, qu'on tiédit au bain-marie au moment de l'emploi.

On peut faire la stérilisation dans le biberon
(fig. 37).

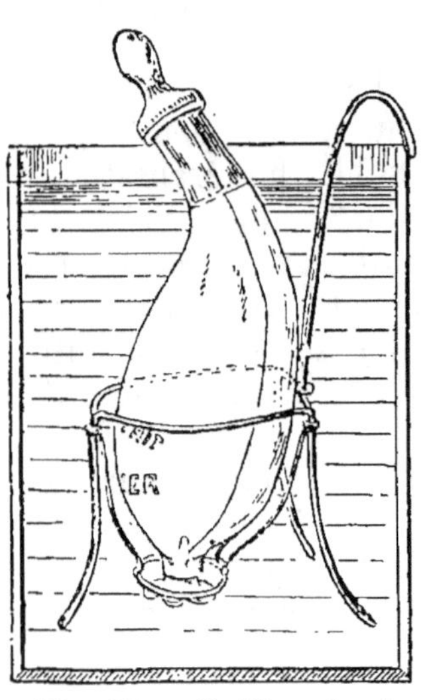

Fig. 37. — Petit panier à
pasteuriser.

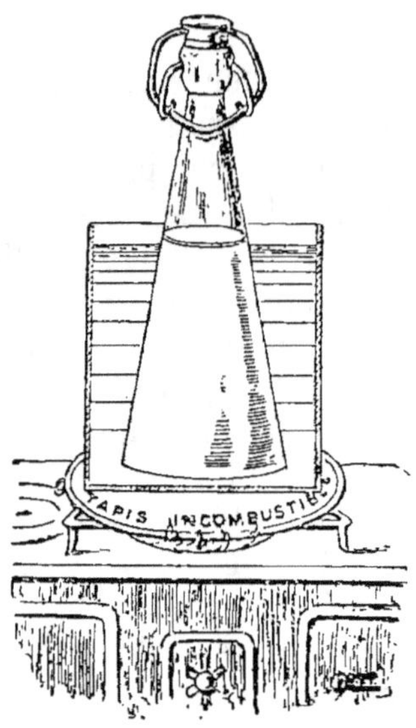

Fig. 38. — Lacto-stérilisa-
teur sous pression, et
tapis incombustible.

On a aussi proposé de stériliser le lait dans le flacon
à bouchage hermétique. D'un seul coup, on chauffe la
provision entière (fig. 38). On peut le faire, si le lait
est consommé par plusieurs enfants, de façon que la
bouteille ne reste pas en vidange.

Altérations du lait stérilisé. — Il arrive parfois
qu'au bout d'un certain temps, le lait qu'on croit complètement stérilisé subit certaines altérations.

Amertume. — C'est d'abord la caséine qui se coagule,
pour se redissoudre ensuite petit à petit, et si l'on
goûte le contenu de la bouteille, il est amer.

Ces modifications seraient dues à des bactéries encore vivantes après le chauffage à 100° et en particulier au bacille butyrique (1) ou aux bacilles dits de la pomme de terre et du foin, qui secrètent une diastase capable de précipiter la caséine; cette caséine se peptonifie et cette transformation lui donne le goût amer.

Précautions dans la stérilisation. — *Il faut faire la stérilisation le plus tôt possible après la traite*; sans cela, on chauffe un lait déjà altéré, on tue les germes, mais on ne détruit pas les produits microbiens, toxines, etc , déjà formés (A.-B. Marfan).

Des erreurs de manipulations dans les prélèvements du lait dans un flacon de grande contenance peuvent annihiler toute stérilisation.

C'est ainsi que le professeur A. Rodet (Lyon)(2), a trouvé 2 000 000 de colonies développées sur gélatine dans un lait auquel on avait puisé pendant 12 heures.

Les récipients, bouteilles et autres, devront être scrupuleusement propres et stérilisés, autrement, il y a des imperfections dans les stérilisations (Heubner).

L'emploi de caoutchouc sulfuré dans l'appareil de bouchage peut aussi altérer le lait stérilisé (Boissard).

Lait stérilisé au point de vue chimique. — Par le fait de la stérilisation, le lait ne paraît pas avoir subi grande transformation. Au repos, il se divise en trois couches, la graisse en haut, au fond la caséine et les sels, au milieu le sérum.

M. Variot a donné les analyses suivantes de lait stérilisé (3) :

---

(1) F. Hueppe. *Uber Milchsterilisirung und uber bitter Milch mit besonderer Rucksicht auf die Kinderernæhrung.* (*Berliner klinische Wochenschrift*, 1891, nº 29, p. 717.)

(2) A. Rodet. *Revue d'hygiène et de police sanitaire.* 1895.

(3) Variot. *Journal de clinique et de thérapeutique infantiles*, 19 mars 1896, p. 253.

Analyse de divers échantillons du lait de vache stérilisé industriellement employé dans les hôpitaux de Paris, par M. Cochinal.

Lait stérilisé industriellement des hôpitaux	Densité	Beurre	Caséine	Lactose	Eau	Extraits	Sels
1er spécimen	1032	31.5	31	45.65			
2e —	1032	30.7	31.05	47			
3e —	1034	31	30.93	49.8	881.1	118.90	7.01
3e —	1034	30.9	31.04	49.8	881.2	118.80	6.80
4e —	1033.5	31	30.05	50.21	881.85	118.15	6.70

C'est, en somme, l'analyse d'un lait normal.

Il y a toutefois quelque changement dans la constitution intime des éléments du lait, de la caséine en particulier.

Les modifications subies par le lait stérilisé ressortiront des tableaux suivants, qui résultent d'analyses que j'ai opérées en novembre 1891, avec l'aide de M. Thompson. On peut y comparer la composition du même lait cru, bouilli et stérilisé.

Lait commun de consommation.—Densité 1034 à 15°.
Dosage de la caséine de ce lait traité

	1° Par l'acide acétique à la température de 20°.			2° Par la présure liquide 2 h. 1/2 à l'étuve 37°.		
	10^{cc} de lait $+$ C^{2}H^{4}O^2 5 gouttes.			10^{cc} de lait $+$ présure Hansen 5 gouttes en tubes stérilisées, bouchées à l'ouate stérilisée.		
		Caséine	Cendres très grises.		Caséine	Cendres blanches (phosp. de chaux).
Précipité caillebotté { Cru . . .		0,309	0,004	Coagulum ré-tracté. . . .	0,437	0,019
Bouilli à l'é-bullition. .		0,398	0,006	Pris en masse.	0,512	0,021
Stérilisé en tube scellé à 100° pendant 20 minutes .		0,375	0,005	Id.	0,408	0,017

Précipité de caséine égoutté sur un filtre, lavé avec une petite quantité d'eau distillée, puis à l'éther alcoolisé, à l'éther, séché à poids constant à l'étuve à 85° sur du papier buvard.

Rapport des cendres de la caséine dans les coagulations :

Par l'acide acétique 0,721 0/0
Par la présure 4,201 0/0

Lait filtré.

Pour remplacer la stérilisation à la chaleur humide, M. Seibert (de New-York) a proposé le filtrage. On obtient un produit qui n'a pas le goût de cuit.

Mode de préparation. — Les essais ont été d'abord faits avec la ouate stérilisée, puis avec un filtre spécial d'alumine, au travers duquel on fait passer le lait au moyen de l'aspiration faite dans le récipient destiné à le recueillir.

On conserve le lait ainsi traité dans des flacons préalablement stérilisés et bouchés hermétiquement. On les maintient au frais et à l'abri de la lumière.

Il est certain que ce procédé est capable de débarrasser le lait de ses bactéries. Toutefois, les résultats ne valent peut-être pas ceux de la stérilisation ordinaire, ou même de la simple pasteurisation.

D'après le Dr Émile Levy (1), le filtrage pratiqué selon la méthode de M. Seibert ne retarderait guère le moment où le lait aigrit et n'aurait qu'à peine d'influence sur sa teneur en bactéries.

Voici, du reste, les tableaux de ses expériences :

Pour un premier échantillon :

	Divisions de l'eau de baryte servant au titrage	
	Lait frais	Même lait frais filtré.
9 heures du matin.	84	80
4 heures après.	84	86
7 heures après.	88	88
9 heures après.	106	138 (caillé).

Pour un second échantillon :

	Lait frais.	Même lait filtré.
6 heures 1/2 du matin. . .	84	84
6 heures après.	84	84
8 heures après.	100	96

Et pour un troisième.

	Lait frais.	Même lait filtré.
6 heures du matin	88	88
1 heure du soir.	88	92
3 heures soir.	98	100
6 heures soir	128	140

(1) E. Levy. *New York Medical Journal*, 5 février 1895.

Si le lait filtré est ensuite stérilisé, l'avantage ne se ferait pas remarquer. Ainsi :

	Lait non filtré stérilisé	Même lait filtré et stérilisé
1er jour.	88	88
3e —	90	88
4e —	90	94
11e —	»	90
13e —	112	112

Le lait filtré, dont théoriquement on devrait espérer davantage, ne paraît pas devoir aujourd'hui supplanter le lait stérilisé, soit par défectuosité de l'appareil, soit par erreur dans les manipulations, mais le débat n'est pas clos pour cela. De nouveaux faits peuvent se produire.

L'inventeur du procédé avait l'intention de donner le lait filtré aux nourrissons à la place du lait stérilisé.

Lait centrifugé, lait maternel.

On peut reprocher au lait stérilisé la différence de composition chimique qui distingue le lait de vache du lait maternel. Toute la question de l'allaitement artificiel se résume dans la solution de ce problème : Donner à l'enfant un lait qui réponde aux conditions suivantes : 1° composition chimique et propriétés physiques peu différentes de celles du lait humain ; 2° digestibilité et pouvoir nutritif analogues à ceux du lait de femme ; 3° absence de germe bactérien.

Quelles que soient les précautions prises dans la stérilisation du lait par la chaleur, on ne peut empêcher que ce traitement ne donne au liquide un goût de cuit d'autant plus prononcé que la température a été plus élevée. Du reste, dès 80°, le lait commence à prendre ce goût.

De plus, si l'on ne chauffe pas au delà de 100° à 102°, il reste une certaine quantité de microbes, dont la vitalité n'a été qu'amoindrie pour un temps.

Pour essayer de remplir ces conditions, M. G. Gärtner (de Vienne) s'est servi du *centrifugage* (1). Il a tenté de constituer ainsi avec le lait de vache un lait de composition chimique analogue à celui de femme.

Dans l'industrie laitière, il y a déjà longtemps qu'on ne recueille plus la crème par le simple repos du lait, comme on le pratique encore dans les petites fermes ; on se sert d'un appareil à force centrifuge qui permet de rassembler la crème en peu de secondes (2).

C'est à cette méthode que s'est adressé M. Gärtner (de Vienne).

Mode de préparation. — Voici le traitement qu'on fait subir au lait de vache pour le rendre pareil à celui de femme :

Le lait de vache, encore chaud, est mêlé avec un volume égal d'eau bouillie de même température et soumis à l'appareil à force centrifuge, développant en marche 4 000 à 8 000 tours à la minute.

La disposition de la machine permet de faire couler à part les parties légères, amenées au centre du récipient soumis à la force centrifuge, c'est-à-dire un liquide qui renferme 9 p. 10 de la crème, la moitié de la caséine et la moitié du sucre de lait, puisque le lait primitif a été dédoublé ; d'un autre côté, on peut faire écouler un liquide plus dense, dans lequel il ne reste que 1 p. 10 de crème, la moitié de la caséine, la moitié du sucre de lait. Les impuretés, débris de fourrages, poils, poussières,

____

(1) F. Hueppe. *Berl. kl. Woch.*, 1891, n° 29, p. 717.
(2) Ferville. *L'industrie laitière, le lait, le beurre et le fromage.* Paris, 1888.

fumier, et la majorité des bactéries, s'accolent aux parois du vase.

CODVOSITION. — Ce lait centrifugé a la composition suivante (1) :

Densité.	1016
Acidité.	3,5 à 3,6 *cm* 0/0 d'ac. chlorhydrique à 1/4
Matière albuminoïde .	1,76
Beurre.	3 à 3,5
Sucre	2,4

Si l'on ajoute 3 à 4 grammes (une cuillerée à café) de sucre de lait purifié, on obtient un liquide très rapproché du lait de femme, comme on peut s'en rendre compte par le tableau suivant :

	Lait de femme	Lait de vache	Lait de vache centrifugé et sucré
Caséine	18,2	46	17,60
Beurre	31,0	30	30 à 35
Sucre.	62,30	40	60,00
Sels.	2,40	6	3,00

Non seulement le centrifugage du lait de vache ramènerait la caséine à la même teneur que dans le lait de femme, mais cette caséine, par la simple modification physique du liquide primitif, présenterait la propriété de se coaguler en flocons très ténus et non plus en masse.

La stérilisation complète la préparation du lait.

Dans ces derniers temps, on a préparé en Amérique des laits centrifugés, dont la quantité de caséine varie à volonté. Selon l'indication et sur la prescription du médecin, le pharmacien combine les produits de concentration divers fournis par le centrifugage,

____

(1) G. Gärtner. *Die Fettmilch.* (*Medizinisches Doctoren Collegium*, 12 novembre 1894.)

de façon à modifier et la teneur en beurre et celle en caséine, etc.

On va beaucoup plus loin. On ne fabrique pas un seul lait centrifugé; mais une série de laits centrifugés pour ainsi dire indéfinie, dont le médecin, sur ordonnance, peut à volonté faire varier les proportions.

On a, en effet, mis à part mécaniquement par l'appareil centrifuge d'un côté la crème, d'un autre le petit lait et l'on a déterminé par l'analyse leur teneur en beurre pour le premier, en albuminoïdes pour le second.

On dispose de plus d'une solution à 1/20 de sucre de lait, et d'eau de chaux, pour alcaliniser au besoin.

Voici les proportions habituellement prescrites selon les âges, d'après M. Morgan Rotch (de Boston).

1° Vingt-quatre à trente-six premières heures

  Sucre de lait en solution à . . . .   1/20.

2° Première semaine.

  Beurre . . . .   2 gr.
  Sucre.   5 —
  Albuminoïdes . . . .   0 — 75

Alcaliniser légèrement, chauffer à 75°.

3° Deuxième semaine.

  Beurre . . . .   2 gr. 5
  Sucre.   6 —
  Albuminoïdes . . . .   1 —

4° Troisième semaine.

  Beurre. . . . .   3 gr.
  Sucre . . . .   6 —
  Albuminoïdes . . . .   1 —

5° Huit mois.

    Albuminoïdes 2 0/0

6° Dix mois.

    Albuminoïdes 3 0/0

De la comparaison du lait de vache et du lait de femme, M. le Prof. Walther Hampel (1) arrive à proposer les manipulations suivantes, pour rendre le lait de vache complètement semblable à celui de femme.

1° Dilution du lait de vache avec l'eau, dans la proportion de 4 pour 6.

2° Centrifugage du lait, de façon à ramener le beurre à 9,5 pour 100 ou 7,5 pour 100.

3° Adjonction de 9,85 d'albumine d'œuf et 42 grammes de sucre de lait par litre du mélange.

L'auteur se déclare peu partisan de la stérilisation. Il ne l'admet que pour les diarrhéiques. On stérilise le lait d'abord avant le mélange.

Il fait aussi mêler un demi-jaune d'œuf.

Résultats obtenus. — Malgré l'excellente théorie du procédé, il y a encore trop peu de faits publiés pour poser une conclusion ferme. On remarque que la teneur en sels baisse dans ce lait.

Voici dans quelles conditions se présente à l'heure actuelle le lait centrifugé, d'après les faits publiés scientifiquement :

Un certain nombre d'essais ont été faits avec ce lait par M. Escherich à la clinique de Gratz (2). Ils ont porté sur huit nourrissons, chez lesquels l'allai-

---

(1) W. Hampel. *Zur Frage der Sauglingsernahrung (Deutsche medic. Wochenschrift*, n° 44, 1894.)

(2) Escherich. *Die Bedeutung der Gœrtner'schen Fettmilch für die Sauglingsernahrung. (Wiener kl. Rundschau*, 20 janvier 1895.)

tement artificiel avec le lait centrifugé a donné des résultats satisfaisants.

Avec le lait de Gärtner, M. Popper à la clinique de M. Monti (de Vienne) n'a pas obtenu de grands résultats. Sur des enfants de 5 semaines à un an, 3 ont augmenté de poids, 14 ont diminué, 4 sont restés stationnaires, les autres ont augmenté mais leur poids était inférieur à celui des enfants de leur âge.

Plus récemment, M. Boissard (1) a publié quelques résultats favorables ; de même M. A Keilmann (2).

On pourra utiliser le *lait centrifugé gras dans l'allaitement artificiel des nourrissons sains*.

Au contraire, chez les enfants atteints de *troubles gastro-intestinaux*, il faudra avoir recours à un *lait moins chargé de crème*, qu'on peut obtenir à volonté, avec le même appareil à mouvements centrifuges, par le changement du lieu de soutirage.

La diarrhée contre-indique le lait centrifugé gras.

Il y aurait, d'après M. Escherich, une contre indication à l'usage du lait centrifugé, du lait gras de Gärtner, ce serait le cas de troubles digestifs aigus avec diarrhée. Dans ces conditions pathologiques, on a montré la diminution considérable du pouvoir absorbant de l'intestin à l'égard de la graisse, par suite de l'affaiblissement de la fonction pancréatique.

Lait humanisé, maternisé.

Pour atteindre l'idéal dans l'alimentation artificielle, on s'est ingénié, de façons diverses, à rendre

(1) Alb. Boissard. *De l'alimentation des nouveau-nés par le lait maternel. (France médicale*, 16 août 1895.)

(2) Alexander Keilmann. *Beitrag zu den Erfahrungen uber die kunstliche Ernährung gesunder Säuglinge.* (Jahrbuch f. Kinderh. B. XLI. H. 3 et 4, avril 1896, p. 313.)

la composition chimique aussi identique que possible, à côté de la stérilisation.

Lait humanisé de Vigier. — Le *lait humanisé de Vigier* est obtenu par la précipitation de la caséine du lait par la présure et le mélange en proportion voulue d'un tel échantillon de caséiné avec du lait ordinaire dans les proportions voulues pour obtenir un lait analogue au lait de femme.

On stérilise ce lait comme le lait ordinaire.

Lait de Backhaus. — C'est sur un principe analogue, qu'est basée la préparation du lait de Backhaus (1).

Dans ce lait de vache transformé, on approche, autant qu'il est possible, de la composition du lait de femme, c'est-à-dire qu'on obtient un liquide qui contient 1,75 p. 100 d'albuminoïdes.

Par le centrifugage, on sépare le lait en deux portions, le lait maigre ou petit lait et la crème, comme lorsqu'on veut aujourd'hui prélever la crème dans l'industrie.

On fait précipiter du lait maigre la caséine par la présure (labferment).

On peut ensuite, avec le sérum obtenu, fabriquer un lait à 1,75 p. 100 d'albuminoïdes par adjonction des quantités voulues de la caséine précipitée et de la crème.

On a fait des essais assez favorables de ce lait, en Allemagne (2).

Lait humanisé de Léon Dufour. — M. le Dr Léon Du-

(1) Backhaus. *Berliner kl. Wochenschrift*, Juillet 1895 — N° 26 — 27 — et *Verhandl. d. 12 ten Versamml. der Gesellsch. f. Kinderh. in Lübeck*, 1875, p. 155, Wiesbaden, 1896.
(2) Martin Thiemich. *Über Ernæhrung magendarmkranker Sœuglinge mit Kindermilch nach Backhaus* (Iahrb. f. Kinderh. B. XL. H., 1er février 1897, p. 74).

four (de Fécamp) (1), a imaginé deux procédés pratiques d'humanisation du lait de vache, pour les particuliers ou pour les crèches; voici la description qu'il en donne :

Chez les particuliers, on se sert d'un récipient de 2 litres. A la partie inférieure, est un trou fermé par un bouchon de caoutchouc, et, sur le vase, on met un capuchon de même substance.

Dans le récipient, on verse la quantité de lait qui est appropriée à l'âge de l'enfant pour un jour et que l'auteur établit comme il suit :

3e jour	480 gr.
4e jour et un mois.	600 —
2e et 3e mois	729 —
4e mois.	800 —
5e mois.	900 —
6e, 7e et 8e mois	1.020 —
9e et 10e mois.	1.240 —
11e et 12e mois	1.200 —

Le lait est aussi frais que possible et pris aussi près qu'on le peut de l'heure de la traite. — Si on est à même de le faire, il est préférable, après avoir soigneusement lavé le pis de la vache, de recueillir la fin de la traite directement dans le vase.

Une fois fermé, le bocal est placé au repos, dans un endroit frais, au printemps et à l'automne, dans un endroit tiède en hiver. En été, le Dr Dufour fait plonger le vase dans un seau d'eau froide sous un robinet d'eau froide, sous un robinet d'eau courante, quand cela se peut ; on doit en renouveler plusieurs fois l'eau, si on n'a pas cette facilité.

On laisse les choses ainsi pendant quatre heures.

Au bout de ce temps, on prend sans l'agiter le fla-

____

(1) Léon Dufour. *Sur un mode pratique d'humanisation du lait de vache. (Revue des maladies de l'enfance 1896.)*

con de la main gauche. On constate alors que deux couches se sont formées dans le liquide au repos : une supérieure, la crème ; une inférieure, le bleu.

Après avoir enlevé le bouchon, on soutire un tiers de lait bleu dans un récipient quelconque et l'on rebouche.

En agissant ainsi, on diminue les matières protéiques et azotées d'un tiers, c'est ce qu'il fallait. Mais on a aussi diminué le sucre qui était déjà en quantité insuffisante. Pour ramener les choses au point, on prend autant d'eau fraiche qu'on a soustrait de lait bleu, et on y fait fondre 35 grammes de lactose par litre. Cette quantité représente 20 grammes, équivalant à la différence entre les 50 grammes de lait de femme, plus le tiers soustrait, soit 15 grammes en chiffres ronds.

A la lactose, on ajoute 1 gramme de chlorure de sodium par litre, c'est un élément indispensable à notre organisme et que ne renferme pas le lait de vache.

On agite le tout, pour refaire le mélange et il ne reste plus qu'à répartir le même liquide dans les flacons stérilisateurs.

Enfin, certains enfants se trouvent bien de l'addition de une à deux cuillerées à café de crème fraîche à leur ration quotidienne (toujours avant la stérilisation). On est averti de cette nécessité quand la courbe des pesées ne se maintient pas suffisamment élevée.

Le procédé est tout différent quand on opère sur une grande masse de liquide.

Le lait est alors coupé en bloc d'un tiers d'eau, et on ajoute par litre de liquide de 15 à 20 grammes de crème fraîche, 35 grammes de lactose et 1 gramme de chlorure de sodium.

Ces procédés faciles de maternisation du lait de vache ont donné d'excellents résultats entre les mains de notre confrère de Fécamp et mériteraient d'être recommandés.

Lait condensé.

On a pensé pouvoir faire servir le lait condensé à l'alimentation des nourrissons. On ramène la conserve par la dilution avec l'eau à la composition voulue.

COMPOSITION. — On trouve, dans le commerce, deux catégories de lait condensé, l'un avec, l'autre sans addition de sucre.

D'après M. Duclaux, les laits condensés avec addition de sucre, ont la composition moyenne suivante :

Lait condensé sucré :

Eau.	25, 1
Graisse.	10, 9
Caséine.	11, 9
Sucre de lait ou de canne	48, 7
Cendres.	2, 4

Lait condensé non sucré :

Eau.	48, 6
Graisse	15, 7
Caséine.	17, 8
Sucre de lait.	15, 4
Cendres.	2, 5

Voici d'autres analyses publiées en Amérique par M. Leeds (1).

Eau.	25, 53 à 30, 04	moyenne	27, 89
Graisse	7, 64 à 12, 13	—	8, 67
Caséine et albumine.	7, 81 à 10, 91	—	8, 32
Sucre de lait	10, »» à 16, 98	—	11, 66
Cendres.	1, 76 à 2, 15	—	1, 83
Sucre de canne.	36, 09 à 42, 29	—	40, 39

Ce sont les résultats fournis par l'examen de

(1) Alb. R. Leeds. *Dangerous condensed Milk* (*American Journal of medical Sciences*, avril 1895, p. 429).

15 échantillons différents prélevés par les soins du State Board of Health.

Le plus grave reproche qu'on peut faire au lait condensé est la grande quantité de sucre de canne qu'il contient, substance éminemment fermentescible.

C'est pour cette raison qu'on l'a remplacé, dans certaines fabriques, par du sucre de lait ou même qu'on a suprimé toute adjonction. On s'est contenté d'évaporer le lait et de conserver le produit épaissi, après stérilisation.

Dans ces conditions, le lait concentré non sucré s'offre sous de meilleurs auspices.

On a même préparé des *laits concentrés en pâte* et *en poudre,* sous forme de tablettes (1). Avec ces produits, il est possible de régénérer le lait.

Il y a là une commodité réelle et une conservation assez bien réalisée du lait.

ALTÉRATIONS. — Toutefois, ces produits ne sont pas à l'abri de toute altération, comme l'a montré M. Cassederat (2).

Il est bon de ne pas laisser absolument les parents juges de la valeur de toutes ces préparations alimentaires.

Leur emploi comporte un contrôle médical.

On a, en effet, reproché à certaines d'entre elles d'être susceptibles de provoquer le scorbut, comme le démontraient les observations publiées par M. Frank Garber (3).

Antérieurement, M. Cleaver (4) avait accusé le lait

(1) E. Gautrelet. *Nouvelles recherches sur les laits alimentaires.* Vichy, 1892. — *Suite à l'étude des laits alimentaires.* (*Soc. de méd. pratique*, 28 janvier 1892.)

(2) Cassederat. *Altération du lait concentré.* (*Revue d'hygiène*, 1892.)

(3) Frank Garber. *Pediatrics*, juin 1896.

(4) Cleaver. *Condensed Milk.* (*Manchester pathological Society*, 9 décembre 1891.)

concentré d'amener de la dyspepsie avec flatulence.

Résultats obtenus. — En général, les laits concentrés, surtout les laits avec addition de sucre, conviennent peu aux enfants depuis que le lait stérilisé est si universellement utilisé.

Les laits condensés seront une ressource, en absence du lait stérilisé, voilà tout.

ADMINISTRATION GÉNÉRALE DU LAIT DANS L'ALLAITEMENT.

L'administration du lait est soumise à des règles générales, applicables aussi bien au lait maternel qu'au lait animal.

Mode de préhension du lait.

Le mode de préhension du lait varie selon les circonstances diverses où il doit être administré.

Tétées. — Le mode le plus simple, le plus naturel, est la *tétée* au sein de la mère ou de la nourrice mercenaire.

La tétée s'applique aussi à l'allaitement artificiel, lorsqu'on fait prendre le lait au pis même de l'animal, ânesse, chèvre, comme cela est recommandable.

Même lorsqu'on est dans les conditions de faire l'allaitement naturel, il se peut que, par suite de la débilité du jeune enfant ou d'une malformation, d'un bec-de-lièvre, par exemple, on ne puisse faire téter l'enfant.

Gavage par la sonde ou par le nez. — Pour ne pas se priver inutilement du lait de femme dont on peut disposer, lorsque l'enfant n'a pas la force de téter, on lui fait prendre le lait de femme à l'aide de deux procédés particuliers, le *gavage par la sonde* ou le *gavage par le nez*.

Dans la première méthode, une sonde en gomme n° 20 Charrière, est introduite dans la bouche jusque

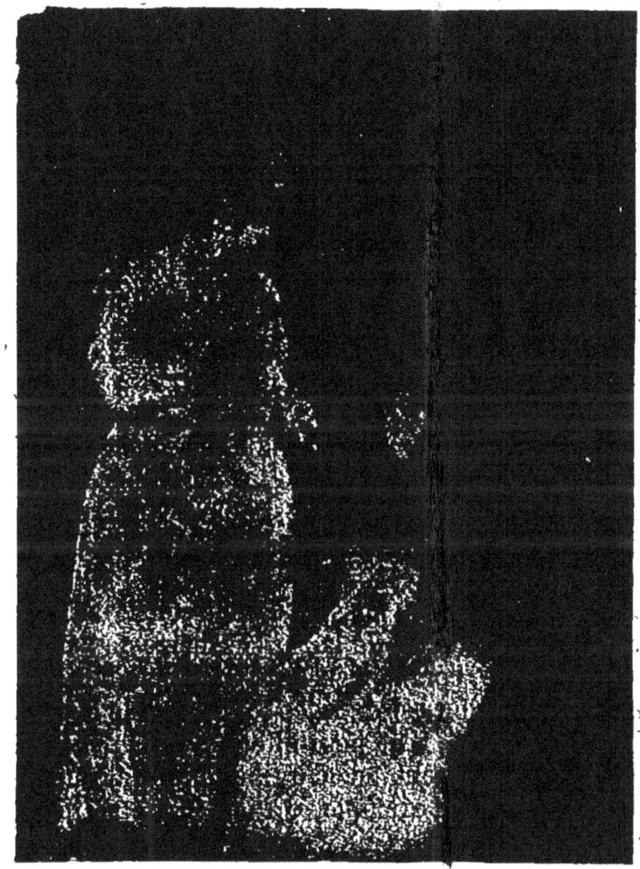

Fig. 39. — Gavage par la sonde œsophagienne.

dans l'œsophage (fig. 39). Le sein est pressé dans la sonde et le lait y coule.

Dans le gavage par le nez (procédé Henriette et

Fig. 40. — Gavage par le nez à la cuiller.

R. Saint-Philippe), on introduit le lait par une narine avec une cuiller (fig. 40).

Biberon. — Dans toutes les autres conditions, on donne le lait à l'aide d'un ustensile spécial, le *biberon* (fig. 41) ou au verre.

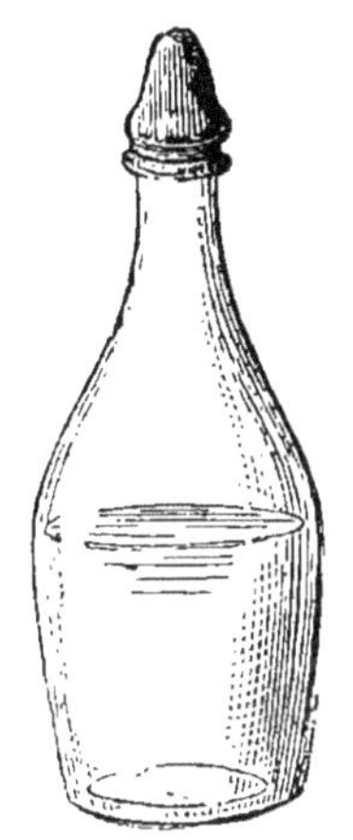

Fig. 41. — Biberon.

C'est seulement lorsque l'enfant ne peut être mis au sein et qu'on n'a pas de raison de recourir au gavage, qu'on peut administrer le lait à l'aide de ce récipient.

On a commis bien des erreurs dans la fabrication de cet ustensile.

Aujourd'hui, *on doit rejeter tout biberon à tube*, toute tétine compliquée, qui retient les impuretés de tous genres et les microbes.

Une bouteille quelconque de contenance suffisante, d'un tiers supérieure à la quantité de lait à donner par tétée, est le plus simple.

Une tétine en caoutchouc sert à la succion.

Il faut condamner pour la pratique habituelle tous les appareils d'un nettoyage difficile. A peine ferai-je exception pour le *galactophore* (fig. 42) de M. Budin, qui n'est en somme qu'un biberon à tube très réduit, malgré l'ingéniosité de sa construction.

Tétine et biberon seront soigneusement lavés et immergés dans l'eau boriquée.

La bouteille sera avantageusement bouillie.

Asepsie et antisepsie du biberon et des récipients. — Il est insuffisant de disposer le lait stérilisé, si on doit le verser dans des *récipients*, qui même propres à l'œil, ne seraient pas eux-mêmes *stérilisés*.

Déjà dans l'appareil Egli Sainclair on met dans le stérilisateur une bouteille coiffée d'une tétine, qu'on ferme après stérilisation, à l'aide d'une pince.

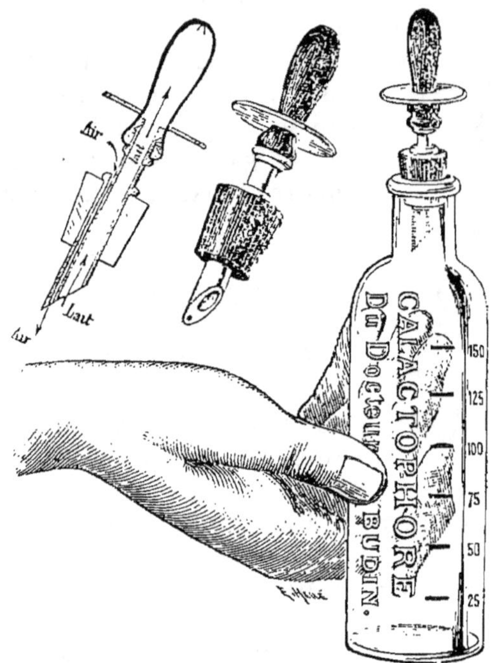

Fig. 42. — Galactophore de Budin.

On peut aussi revêtir la tétine d'une coiffe conique comme l'a proposé M. A. Pannetier(1) ; une coiffe en caoutchouc de 1 millimètre 1/2 d'épaisseur (fig. 43) peut rester à une température de 115° maintenue pendant 40 minutes à l'aide d'un bain-marie au carbonate de potasse. Au moment de l'emploi, on enlève la coiffe. C'est, en somme, *l'asepsie du biberon*.

On doit toujours avoir un certain nombre de tétines

(1) A. Pannetier. *Allaitement artificiel aseptique.* (Communication au Congrès des Sociétés savantes, Paris, 1885.)

de rechange. On les maintient dans l'intervalle de l'emploi dans une solution boriquée.

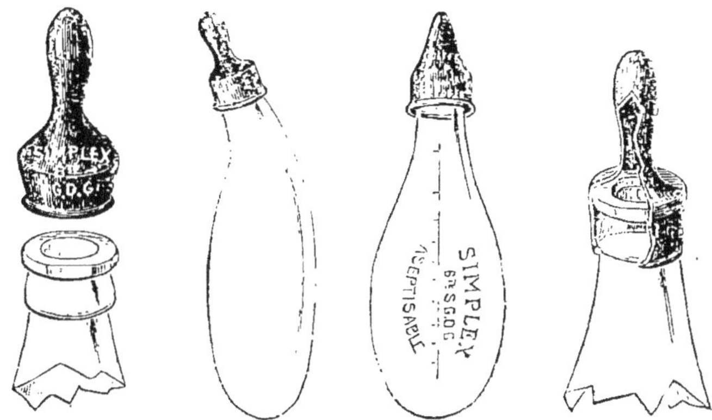

Fig. 43 à 46. — Biberons simplex.

Les biberons et autres ustensiles, après nettoyage soigneux à l'aide d'un goupillon en crin dur, subiront pendant un certain temps même immersion dans une même solution où on les conserve.

C'est alors de l'*antisepsie*.

Sans ces précautions, on peut avoir des résultats défectueux (Heubner) avec un lait qu'on a pensé stériliser suivant les règles.

Réglementation des prises de lait.

La réglementation des intervalles à mettre entre chaque prise de lait, la quantité à faire prendre chaque fois, restent fixes, quel que soit le mode d'allaitement.

Intervalles des tétées. — Le temps, qui doit s'écouler entre chaque prise de lait par l'enfant, exige une rigoureuse réglementation. Il n'y a guère d'autre cause aux troubles gastro-intestinaux souvent sérieux que la non-observance de ces règles.

Les tétées doivent être exactement réglées comme suit :

Pour le jour : Le 1er mois, toutes les 1 heure et 1/2.

Du 2e au 3e mois, toutes les 2 heures.

Du 3e au 6e mois, toutes les 2 heures 1/2.

A partir du 6e mois, toutes les 3 heures.

Après le 6e mois, toutes les 3 à 4 heures.

Ne jamais laisser l'enfant au sein plus d'un quart d'heure ; le retirer plus tôt, s'il ne tette pas.

Jamais rien entre les tétées.

Pour la nuit, intervalle au moins double de celui adopté pour le jour.

Certains auteurs espacent même encore plus les tétées.

Ainsi M. le Dr Steiner (de Vienne) les règle ainsi :

1re semaine	2 h. 1/2 à 3 h.
1er, 2e mois	3 heures.
3e au 5e mois.	3 h. 1/2
6e au 12e mois.	4 heures.

Même pratique de la part de M. le Dr Marfan.

On voit donc que la tendance actuelle est de mettre un assez grand écart entre les tétées.

Ration. — La tétée se compose :

Pour le 1er mois, 60 grammes (environ 4 cuillerées à soupe).

Pour le 2e mois, 80 grammes (environ 5 à 6 cuillerées).

Pour le 3e mois, 100 grammes (environ 7 cuillerées).

Du 3e au 6e mois, 125 grammes (environ 9 cuillerées).

Du 6e au 12e mois, 200 grammes au plus (environ 14 cuillerées ou 1/5 de litre).

On doit à tout prix éviter la surcharge du jeune estomac.

Il faut surveiller et les intervalles des tétées et leur quantité.

On a plutôt tendance, dans les familles, à suralimenter intempestivement les enfants. Avec la meilleure intention du monde, on leur fait un grand mal. On ne doit jamais négliger d'interroger les parents sur le mode d'alimentation de leurs enfants pour redresser les erreurs commises.

Troubles gastro-intestinaux, toujours graves chez l'enfant, souvent mortels, nervosisme, rachitisme, dermatoses, etc., voilà le bilan d'une alimentation mal dirigée.

Voici de plus, d'après les principaux auteurs, les tableaux indiquant les rations, les coupages, etc., aux différentes époques de la première enfance :

Proportions des mélanges pour préparer la nourriture nécessaire (EGLI SAINCLAIR, Zurich).

AGE de l'enfant	Le lait doit être mélangé à l'eau dans laquelle on a préalablement fait fondre le sucre de lait			Portion produite pour chaque bouteille environ
	Lait frais	Eau fraîche	Sucre de lait	
	décilitres	décilitres	cuill. à thé	
1 semaine. .	1	2	2	1/6 de bouteille
2 — . .	2	3	3	1/4 —
3 — . .	3	4	4	1/3 —
4 — . .	3 1/2	4 1/2	4	1/2 —
5 — . .	4	5	5	1/2 —
6 — . .	4 1/2	5 1/2	5	2/3 —
7 — . .	5	6	6	2/3 —
8 — . .	5 1/2	6	6	3/4 —
9 — .	6	6	6	3/4 —
10 — . .	7	6	6	3/4 —
11 — . .	8	5	5	3/4 —
12 — . .	9	4	4	4/5 —
13 et 14 sem.	10	4	4	4/5 —
15 16 —	11	3	3	4/5 —
17 18 —	12	2	2	4/5 —
19 20 —	13	1	1	4/5 —
6 mois.. . .	14	0	0	4/5 —
7 — etc. .	14	0	0	1 —

Voici les proportions de lait et d'eau que propose M. Th. Escherich (1) pour l'allaitement artificiel des nourrissons :

AGE	Lait de vache	Eau	Quantité en 24 h.	Quantité par têtée	Caséine	Beurre	Sucre
1/2 semaine.	150	+ 250	400	50 × 8	5,25	5,75	6,75
1 —	200	+ 200	400	50 × 8	7,00	7,30	9,00
2 —	250	+ 250	500	62 × 8	8,75	9,15	11,25
3 —	300	+ 300	600	95 × 8	10,50	10,95	13,50
4 —	350	+ 350	700	88 × 8	12,25	12,67	15,75
5 et 6 sem.	400	+ 400	800	115 × 7	14,00	14,60	18,00
7 et 8 —	450	+ 450	900	128 × 7	17,75	16,32	19,75
9 et 10 —	500	+ 400	900	128 × 7	17,50	18,15	22,50
11 et 12 —	550	+ 450	1000	143 × 7	19,25	18,97	24,75
13 et 14 —	600	+ 400	1000	143 × 7	21,60	21,90	27,00
15 et 16 —	650	+ 350	1000	143 × 7	22,75	23,62	29,25
17 et 18 —	700	+ 300	1000	143 × 7	24,50	25,55	31,50
19 et 20 —	750	+ 250	1000	166 × 6	26,25	27,27	33,75
21 24 —	800	+ 200	1000	166 × 6	28,00	29,20	36,00
25 28 —	900	+ 100	1000	166 × 6	31,00	32,85	40,00
29 32 —	1000	+ 0	1000	166 × 6	35,00	36,50	45,00
33 36 —	1200	+ 0	1200	200 × 6	42,00	43,80	54,00

Ce tableau, emprunté à un auteur très écouté en Allemagne, a été calculé d'après la ration en albuminoïdes, graisses et substances hydro-carbonées nécessaires au nourrisson d'après son âge.

Ces chiffres sont exacts, mais la mémoire peut manquer pour les retenir.

Le tableau suivant, dû à M. Marfan (2), est moins compliqué ; l'espace de 3 heures dès les premiers jours semble un peu long ; et pour les premiers mois, le nombre des têtées de nuit peut être un peu restreint :

(1) Th. Escherich. *Beiträge zur Pathogenese der bacteriellen Magen-und Darmerkrankungen in Säuglingsalter — Zur Reform der künstlichen Säuglingsernahrung. (Allg. med. Centralzeit*, nos 81, 84, 85, 1889.)
(2) A. Marfan. *De l'allaitement artificiel*, 1896, p. 126.

AGE	Intervalle des tétées		Nombre	Coupage	Quantité de lait corrigé ou pur par tétée		Quantité de lait corrigé ou pur en 24 h.	
	nuit	jour			grammes.		Grammes.	
1er jour.........	(?)		3 ou 4	Lait de vache..... 1 { Eau lactosée à 10 0/0. 1 }	10		30 à 4[.]	
2e —	Toutes les 3 h.	0	6	Id.	10	à 20	60	12[.]
3e —	Id.		7	Id.	40	50	280	35[.]
4e —	Id.		7	Id.	50	60	350	42
5e au 30e jour...	Id.		7	Lait de vache..... 2 { Eau lactosée à 10 0/0. 1 }	60	75	430	52
2e mois.........	Id.	1 fois.	7	Id.	90	105	630	735
3e —	Id.		7	Id.	105	120	735	840
4e et 5e mois.....	Id.		7		120	135	840	91[.]
6e au 9e mois ...	Id.	Plus de tétées la nuit.	6	Lait pur lactosé à à 2 0/0...... 1	160	17[.]	960	105[.]

QUANTITÉ DE LAIT A CHAQUE TÉTÉE. — La quantité de lait à donner à chaque tétée et l'intervalle qui doit séparer chaque tétée de la suivante varient tous deux avec l'âge de l'enfant.

- La fixation de ces deux quantités repose sur des bases précises.

Pour la quantité de liquide à introduire en une fois dans l'estomac de l'enfant, on peut prendre en considération deux facteurs.

Le premier résulte de l'observation répétée chez les enfants sains, normalement allaités au sein. La pesée pratiquée avant et après chaque tétée donne la quantité de lait qu'a pris l'enfant.

Une expérience, répétée un grand nombre de fois, permet de déterminer un chiffre moyen.

Cette méthode, toute empirique qu'elle soit, fournit de bons résultats.

L'autre procédé consiste à tenir compte de la capacité stomacale aux différentes époques du jeune âge. Si l'on consulte les auteurs, on trouve des chiffres pour se guider.

L'accroissement de la capacité gastrique serait le suivant :

	Frolowski	Holt
1re semaine	1	1
4e —	2 1/2	2
8e —	3 1/5	3
12e —	3 1/3	4
16e —	3 4/7	4 1/2
20e —	3 3/5	5 1/2
24e —	3	6

Si l'on ne considère plus le rapport aux différents âges, mais la capacité mesurée en centimètres cubes depuis la naissance, on voit, d'après le tableau suivant, les nombres précis.

Capacité stomacale.

Age	Morgan Rotch	Zucarelli (1)	Comby (2)	Bernecke	Fleischmann	Divers
Fœtus 5 à 8 mois.	»	5 à 12cc	»	»	»	»
— 7 mois. . .	»	24cc? (macéré)	»	»	»	»
— 8 à 9 mois.	»	14 à 40cc	»	»	»	»
Naissance. . . .	25 à 30cc (3 heures).	»	30 à 40cc	35 à 40cc	40cc	»
1re semaine. . .	»	16 à 90cc	»	»	»	»
2e à 4e semaine. .	»	45 à 100cc	»	»	»	»
1 mois.	75cc	»	50 à 60cc	150 à 160 (?)	80 à 92	»
1 à 2 mois. . .	»	38 à 130cc	»	»	»	»
2 mois. . . .	90cc	} 2 à 5 mois } 78 à 204cc	»	»	»	»
2 à 3 mois. . .	»		80 à 100cc	»	»	»
3 mois. . . .	100cc		»	»	»	»
3 à 6 mois. . .	107cc (4 mois)	»	120 à 150cc	»	»	»
9 mois à 1 an. .	108cc (5 mois)	5 m. à 1 an. 140 à 740cc	200 à 250cc	»	»	140cc (10 m. 1/2. A. Lesage).
1 à 2 ans. . . .	»	150 à 750cc	300 à 350cc	»	»	»
3 à 5 ans. . . .	»	160 à 855cc	»	»	»	»

(1) Pascal Zucarelli. *L'estomac de l'enfant.* Th. Paris, 1894, n° 309, p. 41.
(2) A. Comby. *Dilatation de l'estomac chez les nourrissons.* (*Soc. méd. des hôpitaux.* 18 février 1897.)

VOLUME ET INTERVALLE DES TÉTÉES SELON LES AGES.

		Morgan Rotch	
		Intervalle	Volume
1re semaine	. . . .	2 heures	30 cc.
2e —	. . . .	2	45
1 mois.	. . . .	2	75
6e semaine	. . . .	2 1/2	90
2 mois.	. . . .	2 1/2	100
3 —	. . . .	2 1/2	120
4 —	. . . .	2 1/2	135
5 —	. . . .	3	165
6 —	. . . .	3	175
8 à 12 —	. . . .	3	200

Certains auteurs prennent pour fixer leurs évaluations le poids de l'enfant.

Equation de Isnitkin : le 100e du poids à la naissance $+$ 1 gramme par jour.

SEVRAGE

On appelle *sevrage* la suppression de l'allaitement au sein. Pour les enfants allaités artificiellement, il n'y aurait donc pas de sevrage proprement dit. Le sevrage doit plutôt être envisagé comme le moment où l'on passe du régime lacté exclusif au régime lacté mixte.

Dans le sevrage, à côté de la suppression des tétées, vient l'adjonction d'aliments autres que le lait.

Deux règles absolues :

Jamais de sevrage brusque.

Jamais de sevrage avant dix mois passés.

Rien n'est à la fois plus difficile et plus facile que d'effectuer un bon sevrage.

Ce semble chose difficile, lorsqu'on ne considère que les détails multiples que comporte l'alimentation de l'enfant à cette période de la vie, si l'on se laisse rebuter par la tendance naturelle qu'a l'enfant à refuser systématiquement toute substance qui lui est présentée pour la première fois.

Mais la pratique du sevrage paraît facile, lorsqu'on veut bien ne rien brusquer, passer progressivement de l'allaitement à une nourriture plus variée.

Date du sevrage. — On ne doit pas cesser l'allaitement lacté exclusif avant 10 mois, on doit y engager seulement après *14 à 16 mois*.

Dans certaines contrées, on prolonge, jusqu'à 18 mois ou 2 ans.

Plus exceptionnellement, au Japon, par exemple, les enfants tètent jusqu'à 5 ans. Chez les nègres, les mères doivent donner le sein jusqu'à ce qu'elles aient un autre enfant.

Moment du sevrage. — Le choix du moment le plus favorable au sevrage dépend de plusieurs facteurs.

La *saison* préférable est soit le *printemps*, soit l'*automne* ; l'hiver peut encore convenir, mais il faut toujours éviter de faire coïncider le changement de l'alimentation avec les chaleurs de l'été. A ce moment, on doit redouter pour l'enfant la possibilité d'affections gastro-intestinales.

L'état de la dentition peut aussi influer sur la détermination à opérer ou non le sevrage. On doit *éviter* soigneusement l'époque d'une *poussée dentaire*, pendant laquelle le jeune sujet se montre particulièrement sensible du côté de son tube digestif. On sera d'autant plus rigoureux dans l'observation de cette règle que la dentition sera plus difficile.

La santé de l'enfant qu'on a l'intention de sevrer sera prise en grande considération ; autant un bon état général et un bon fonctionnement du tube digestif invitera à tenter l'épreuve, autant l'*état de maladie, quelque léger qu'il soit, l'interdit*. Même, s'il arrivait qu'un bébé devînt malade, de quelque affection que ce soit, après, qu'on eût déjà commencé le sevrage depuis quelque temps, il y aurait formelle indication à renoncer à celui-ci et à revenir à l'alimentation lactée, antérieurement employée, soit par le lait de femme au sein, soit par le lait de vache, stérilisé ou humanisé.

Détails du sevrage. — La manière dont on doit commencer le sevrage mérite toute attention.

Ce n'est pas une pratique brusque, ni brutale, mais progressive et lente, malgré quelques autorités contraires.

Petit à petit, on remplace une prise de lait par un autre aliment, choisi dans les soupes, panades, bouillies, puis un œuf, le lait reste toujours comme boisson habituelle.

Depuis déjà quelque temps, on a déshabitué le nourrisson de la tetée de la nuit.

Quelques médecins engagent à la remplacer par quelque boisson sucrée. Il est préférable de commencer de bonne heure à *reculer* de plus en plus la *prise de lait de la nuit*, unique depuis l'âge de 6 mois, et d'arriver à en faire ainsi une prise de lait le jour.

Cette manière de faire, bien préférable, a le double avantage de ne pas donner à l'enfant un liquide sucré éminemment fermentescible et de lui permettre de se reposer plus longuement, repos dont profitent la mère et la nourrice.

Le repas de la nuit finit donc par se confondre avec le premier du matin. C'est en somme un repas de retranché.

Une autre recommandation doit être faite aux personnes qui s'occupent de l'enfant : Au début du sevrage, on ne supprimera pas le lait, pour lui substituer purement et simplement un autre aliment. On ne fera *le remplacement de la tetée* que pour une partie, correspondant seulement à une portion plus ou moins grande de cette tetée, *d'abord* le *quart*, puis le *tiers*, la *moitié*, les *trois quarts* ; le tout fait petit à petit, *progressivement*. Le sevrage est l'ennemi de toute hâte.

Base du régime.

Le développement du petit organisme exige une plus grande variété de matériaux que ceux apportés par le lait; le lait est trop pauvre en aliments hydrocarbonés, qui sont nécessaires au développement de son système musculaire et à son fonctionnement.

Composition du régime.

Boisson. — Le lait reste encore l'aliment liquide par excellence; on ne peut guère y adjoindre que de l'eau.

Œufs. — D'abord un demi-jaune.

Farines et légumes. — Ce sont les divers féculents sous forme de farine en bouillies.

Pour ces bouillies, s'adresser aux principales farines. On les choisit selon les indications du moment.

FARINES DE MAÏS, D'AVOINE. — Il y a avantage à donner la préférence aux farines contenant une certaine quantité de sels minéraux et une proportion plus ou moins grande de graisse. La farine de maïs, celle d'avoine sont dans ce cas.

FARINES DE RIZ, DE LENTILLES. — On a dans la farine de riz, dans celle de lentilles, de précieux auxiliaires.

Voici, condensée dans les deux tableaux suivants, la composition chimique des principales farines dont on fait habituellement usage dans nos contrées pour l'alimentation des enfants.

Composition des principales farines.

	Froment	Orge	Seigle	Avoine	Maïs	Sarrazin (1)	Riz
Albuminoïdes...	135,37	122,65	107,49	90,43	79,14	68,25	50,69
Cellulose.	32,39	97,48	49,63	116,49	52,54	47.82	10,15
Amidon.	568,64	482,64	555,19	505,37	637,44	672,36	822,96
Dextrine	46,69	99,55	84,50	49,65	23,47	21,23	9,84
Sucre.	48,47		28,76	65,41	18,55	5,96	1,78
Graisse	18,54	26,31	21,09	39,90	48,37	31,85	7,55
Mat. extractive..	»	»	D	»	7,49	1,55	D
Potasse. . . . . ,	4,46	3,55	3,41	3,40	3,96	4,78	1,01
Soude.	1,91	1,95	1,83	0,24		1,85	0,13
Chaux.	0,57	0,65	0,77	0,89	0,16	1,17	0,35
Magnésie.	2,21	1,79	1,61	1,96	2,20	2,43	0,21
Oxyde de fer. . .	0,19	0,38	0,21	0,26	»	0,17	0,12
Ac. phosphorique	9,98	11,32	6,56	4,93	6,45	8,89	3,12
Ac. sulfurique. .	0,02	0,05	0,05	0,16	»	0,46	»
Silice.	0,21	6,86	0,17	14,10	0,10	0,83	0,07
Chlor. de sodium	0,41	»	»	D	»	0,65	»
Eau.	129,94	144,82	138,73	108,81	120,14	129,76	92,04
Total des sels...	19,94	26,55	14,61	25,94	12,87	21,22	5,01

(1) D'après des documents personnels inédits. (G. Pouchet.)

Les farines de substances féculentes donnent à l'analyse, d'après les documents du Laboratoire municipal, les résultats suivants :

	Eau	Matière azotée	Matière grasse	Matière extractive (amidon)	Cellulose	Cendres
Farine de millet. .	10,30	9,81	8,80	71,78	»	»
— d'avoine . .	10,07	14,66	5,91	64,73	2,39	2,21
— de maïs . .	10,60	14,00	3,80	60,68	»	0,86
— de seigle. .	13,71	11,52	2,08	79,66	1,59	1,44
— de haricots.	13,25	22,71	0,84	60,77	»	2,42
— de lentilles.	13,48	26,56	1,55	53,13	»	3,28

Sauf la farine de millet, ou de sorgho, peu utilisée chez nous et en Europe, mais très répandue au Soudan et en Afrique, les farines de grains, de céréales et de graines de légumineuses entrent dans la .composition de l'alimentation journalière et dans celle des jeunes enfants en particulier.

On remarquera la quantité de matière grasse que contiennent les farines d'avoine et de maïs et celle de sels minéraux, phosphates en grande partie, que renferme la farine de lentilles.

Il y a intérêt majeur à *varier* le plus possible *la nourriture* des enfants (1) par la nécessité de fournir à leur organisme les éléments capables d'entretenir leur croissance. Se limiter à un nombre restreint d'aliments, c'est risquer de faire manquer la provision utile de telle ou telle substance. par suite de la pauvreté de tel ou tel aliment trop exclusivement adopté dans la nourriture du jeune enfant.

On peut invoquer la puissance de transformation que possède l'organisme pour établir la vicariance d'une classe d'aliments en une autre, ainsi il peut fabriquer de la graisse aux dépens des albuminoïdes ; mais cette propriété se meut dans d'étroites limites, n'apparaît vraiment que sous la menace de l'inanition, et ne va pas sans pertes.

Voici, du reste, résumé sous forme de tableau, l'ensemble des aliments divers à l'aide desquels s'opère habituellement le sevrage des nourrissons. Par ce moyen, on a rapidement leur nomenclature devant les yeux.

(1) Is. Plateau. *De la préparation au sevrage, nourriture complémentaire de l'enfant pendant l'allaitement (Annales de la policlinique de Paris,* mai 1882.)

Aliments habituels de sevrage

A. *Farineux*
{
Farines fines
{
froment,
gruau,
riz,
maïs,
avoine,
{
simple.
maltée,
torréfiée.
}
orge,
arrow-root.
}
Farine de lentilles, Revalescière.
Pain (la croûte)
Biscottes
{
en panade bien cuite, peu de beurre, salée ou très peu sucrée.
}
{
à l'eau,
au lait.
}
}

B. *Complexes*
{
Racahout, phosphatine.
Farines lactées.
}

C. *OEufs.* D'abord la moitié d'un jaune, toujours à la coque mollet, très frais pondu.

D. *Bouillon.*
Sans condiments, ni épices, frais du jour, gras ou dégraissé selon la tendance à la constipation ou à la diarrhée.
{
1° Nature par ordre chronologique
{
de poulet.
de veau (peu de pied).
de bœuf.
}
2° Assaisonnement
{
En nature,
au tapioca,
au sagou,
aux carottes.
}
}

Tels sont, du moins pour notre pays, pour la France et les pays dont les habitudes alimentaires se rapprochent des nôtres, les premiers aliments, autres que le lait, qui constituent le fond de la nourriture de sevrage.

Dans certains pays étrangers, où par exception on peut agir d'autre façon, ainsi dans les pays du Nord, en Danemark, par exemple, on donne plus souvent que les féculents en farine ces mêmes aliments, non plus finement pulvérisés, mais en grains entiers.

Il en est de même au Japon: les petits Japonais tètent très longtemps, parfois jusqu'à près de 5 ans, mais on leur fait manger le riz en nourriture, cuit, non concassé.

En Allemagne, on a proposé l'usage précoce de la viande(1) :

Enfant de 9 à 12 mois	Petit déjeuner	Lait.	250 cent.
	2e petit déjeuner	Jambon ou saucison.	10 gr.
	Déjeuner de midi	Veau	25 gr.
		Bouillon.	100 cent.
		Lait	250 gr.
	Goûter	Lait.	250 cent.
	Dîner	Jaune d'œuf	1/2 à 1
		Lait.	250 cent.
	Au coucher	Lait.	250 cent.
Enfant d'un an	Petit déjeuner	Lait.	250 cent.
	2e petit déjeuner	Œuf	1
		Pain blanc et beurre.	1/4
		Lait	250 cent.
	Déjeuner de midi	Veau	50 gr.
		Bouillon	100 cent.
		Lait.	250 cent.
	Goûter	Lait.	250 cent.
	Dîner	Légumes	20 gr.
		Pain blanc et beurre.	1/2
		Lait.	250 cent.
Enfant de 2 ans	Petit déjeuner	Lait.	250 cent.
	2e petit déjeuner	Œuf	1
		Légumes	15 gr.
		Lait.	250 cent.
	Déjeuner de midi	Veau	60 gr.
		Purée de pomme de terre	35 gr.
		Epinards	50 gr.
		Bouillon	100 cent.
		Avec riz	10 gr.
	Goûter	Lait	250 cent.
	Dîner	Jambon	26 gr.
		Pain blanc et beurre	1/2
		Lait.	250 gr.

(1) W. Steffen. *Ueber Ernährung im kindlichen Alter jenseit der Säuglingsperiode (Iahrbuch fur Kinderheilkunde,* XLVI B. 3 et 4 H., 8 février 1898.)

Enfant de 3 ans	Petit déjeuner	Lait . . . . 250 cent. Pain blanc 1/2
	2ᵉ petit déjeuner	Œuf . . . . 1 Jambon . . . . 20 gr. Pain blanc . . . . . 1/2 ou Pain et beurre . . . 25 gr. Lait . . . . 250 eent.
	Déjeuner de midi	Viande . . . . 75 gr. Pomme de terre . . 50 gr. Légumes . . . . . . 100 gr. Soupe . . . . 125 cent.
	Goûter	Lait . . . . 250 cent. Pain blanc 1/2
	Dîner	Jambon . . . . 30 gr. Pain blanc . . . . . 1 ou Pain et beurre . . . 50 gr. Lait . . . . 250 cent.

D'après le travail de M. W. Steffen junior, il y aurait environ treize ans que cette méthode d'alimentation carnée précoce ferait partie de sa pratique, ainsi que de celle de son père M. le professeur A. Steffen.

Le besoin d'aliments azotés nécessaires au développement des jeunes sujets légitimerait cette manière de faire. Toutefois, dans le calcul qu'il fait de la ration de l'enfant, M. W. Steffen constate cependant que la composition des aliments qu'il fait donner dès le début du sevrage donne un chiffre d'azote supérieur à ceux qu'ont publiés les auteurs.

Ce sont là des pratiques essentiellement différentes de celles que nous devons adopter et les seules que nous devions recommander chez nous, où la règle est de *donner la préférence aux farines les plus fines,* désignées plus spécialement sous le nom de *crème.*

Du reste, en Angleterre, où cependant l'élevage des enfants se pratique de façon assez différente de celle qui est usitée chez nous, — à preuve le mode de vêtements, la prépondérance des exercices physiques, — on emploie ces mêmes farines impalpables, très recommandables, dont les marques sont en faveur en France.

En fait d'alimentation, comme en tout, il faut *être de son pays*.

Digestion des féculents chez le nourrisson. — La question de la digestion des féculents chez le nourrisson semblait avoir reçu une solution presque définitive.

Avant l'âge de 4 mois, la transformation de l'amidon et son assimilation semblaient devoir manquer par suite de l'absence du développement des ferments digestifs appropriés, ou tout au moins de leur activité très réduite.

Les expériences physiologiques, tentées de différents côtés, faisaient pencher vers cette opinion, depuis le travail déjà ancien de Zweifel.

Depuis, certains faits sont venus modifier, mais légèrement, ces conclusions.

Pour juger la question de la capacité digestive du jeune enfant pour les féculents, M. Heubner (de Berlin) a fait une série de recherches, avec son assistant M. Kartens (1).

Un enfant de $2^k,900$ a digéré complètement en 24 heures 30 grammes de farine de riz.

Un 2e de 14 semaines de $2^k,720$ a digéré complètement en 36 heures 40 grammes de farine de riz sur 53.

Un 3e de 14 semaines de $4^k,400$ a digéré complètement en 48 heures 99 grammes de farine de riz sur 133.

Une petite fille de 14 semaines de $3^k,260$ a digéré complètement en 34 heures, 31 grammes de farine de riz sur 57.

Auérbach fait remarquer qu'à Java, on donne, au nourrisson en même temps que l'allaitement par le sein, de grandes quantités de farine de riz.

Malgré tout, M. Heubner ne préconise pas l'alimen-

(1) Heubner. *Berl. med. Gesellschaft*, 16 janvier 1895.

tation des nourrissons au moyen de farines. Il indique
que dans certaines limites cette sorte d'aliment peut
être digéré.

Il fait remarquer qu'on ne peut guère préparer une
bouillie contenant plus de 6 pour 100 de farine de riz,
ce qui fait 60 grammes pour un litre.

Il conseille, dans une certaine catégorie de dyspepsie de la première enfance, l'administration de po-
tages préparés avec 25 grammes de farine de riz pour
un demi-litre d'eau. On ne doit pas en prolonger l'administration au delà de 8 jours.

Déjà Zweifel, à l'aide de digestions artificielles pratiquées avec le produit de macération des glandes sa-
livaires, avait montré la possibilité de la transformation de l'amidon en sucre par le suc parotidien, chez
des sujets âgés seulement de 7 jours. La glande sous-
maxillaire ne révélait aucune action.

Cependant, chez les enfants nés avant terme et chez
les sujets affaiblis, il n'y a pas trace de saccharification.

La digestion des matières amylacées ressortit à deux
ferments spéciaux, contenus l'un dans la salive, le second dans le suc pancréatique. C'est la succession de
ces deux actions qui produit la transformation de
l'amidon en glycose et en provoque ainsi l'absorption.

Il est relativement malaisé, chez l'homme, de se
rendre un compte exact du résultat de la digestion
salivaire, puisque, commencée dans la bouche où les
aliments séjournent à peine, elle se continue dans l'estomac.

Au contraire, l'ensemble des deux phénomènes, digestion salivaire, digestion pancréatique, peut se
juger par l'analyse des matières fécales rendues.

Si l'amidon se retrouve dans celles-ci, c'est qu'il y a
insuffisance de digestion ; au contraire, s'il ne peut
être décelé, c'est que sa transformation a pu s'effec-

tuer ; peu importe la part à revenir dans cette action à la salive, au suc pancréatique et même au suc intestinal ou aux microbes habituels du tube digestif.

Avant que nous ne nous soyons rendus un compte exact de la part qui revient aux substances amylacées, en tant que féculents et celle qui dépend de la suralimentation, chez les nourrissons soumis prématurément à une alimentation féculente exagérée, dans les accidents que l'observation clinique met sous nos yeux, nous devons nous tenir sur une sage réserve dans l'emploi des farineux chez le tout jeune nourrisson.

La digestion pancréatique est sous la dépendance de trois ferments : trypsine, steapsine, amylopsine ; tandis que la steapsine se présente dès les premiers jours, la trypsine est plus tardive. Mais l'amylopsine se trouve nettement dès le second mois; toutefois, la secrétion pancréatique ne possède de pouvoir saccharifiant bien prononcé qu'à partir de la première année, d'après les expériences de M. Korowin.

On voit donc que les amylacés ne peuvent être digérés que dans certaines proportions.

Dans des digestions pancréatiques artificielles, effectuées dans des conditions très favorables à l'aide d'organes enlevés très peu de temps après la mort sur des sujets congelés par la température rigoureuse de la saison, nous avons pu recueillir quelques renseignements au sujet de l'action du pancréas sur l'amidon dans les premiers temps de la vie (1).

Chez un jeune garçon de 24 jours (débilité congé-

(1) H. Gillet. *Notes sur quelques digestions pancréatiques artificielles chez l'enfant à l'état normal ou à l'état pathologique.* (*Annales de la policlinique de Paris*, septembre 1890, pages 56 et suivantes.)

nitale), ce n'est qu'au bout de 24 heures de séjour à 37º
que l'amidon manifeste sa transformation très légère
en sucre.

Chez une petite fille de 24 jours (débilité congénitale), l'amidon marque au bout d'une heure un commencement minimum de saccharification, abondante
au bout de 24 heures seulement.

Par contre, chez un jeune garçon de 8 mois 1/2 (débilité congénitale), l'amidon est réduit après dix minutes
d'action du suc pancréatique artificiel.

Chez un autre garçon de 22 mois 1/2 (tuberculose),
la réaction caractéristique, douteuse après 1/4 d'heure,
est complète en 24 heures.

Deux sujets atteints de troubles digestifs l'un âgé
de 3 mois (lienterie), l'autre âgé de 53 jours (diarrhée bilieuse, athrepsie), la réaction est tardive ou
incomplète et seulement au bout de 24 heures.

A cette occasion, je rapporterai un fait assez extraordinaire pour mériter d'être publié.

Une mère m'amena un jour son enfant âgé de
7 mois. Cet enfant en paraissait à peine un. Son état
s'expliquait par l'alimentation à laquelle il était soumis.
Sous prétexte que les premières fois qu'on lui avait
donné du lait, il l'avait rendu, sa mère avait cru bien
faire en le nourrissant exclusivement, depuis environ
7 mois, avec de l'eau pannée. Cette alimentation insuffisante avait cependant pu entretenir la vie, mais
l'avait mis dans un tel état de déchéance vitale qu'il
ne tarda pas à succomber.

Tableau de l'alimentation des nourrissons.

AGE		ALIMENTS			
		En 24 heures	Par prises	Jour	Nuit
		grammes.	grammes.		
1er jour.	Lait.	15 à 30	4 à 4		
2e —	Id.	150	15	Toutes les 2 h. 6 fois.	Toutes les 4 h. 2 fois.
3e —	Id.	400 à 450	40		
4e —	Id.	500 à 550	55		
Jusqu'à 1 mois.	Id.	600			
Après 1 mois jusqu'à 3.	Id.	650	60 à 65		
3 mois.	Id.	7007	0	Toutes les 2 h. 1/2.	Toutes les 5 à 6 h.
4 —	Id.	700 à 750	100	Toutes les 2 h. 3/4.	1 fois.
5 —	Id.	800 à 850			
6 mois.	Id.	900	120	Toutes les 3 h.	Plus rien (*).
7 à 9 mois.	Id.	950	125	Id.	
8 mois.	Id.		150	Id.	Id. (**)
10 à 12 mois.	Id.	1 litre.			
12 mois.	Id.				
24 —	Id.				(***).

(*) Un petit repas à base de lait en place de tetée partielle : Bouillie, Avoine torréfiée, maïs, arrow-root, manioc, etc., gruau, froment, orge, riz, biscotte, plus 1/2 jaune d'œuf.

(**) Deux petits repas : Même bouillie, plus racaout, bouillon.

(***) Deux petits repas : Même bouillie, plus viande.

Farine de banane. — Heubner (de Berlin) a essayé la farine de banane.

Tapioca, semoules. — Quand l'enfant est un peu habitué aux féculents, on varie avec le tapioca, la semoule, le racahout, l'arrow-root, la phosphatine, etc. Avec ces produits, on peut donner du bouillon de poulet, de veau, puis de bœuf.

Mais on doit toujours procéder par petites quantités et progressivement.

Jamais rien, ni liquide, ni solide d'aucune sorte *entre les repas*.

On ne se figure pas combien est pernicieuse pour les enfants cette habitude de leur donner entre les heures de repas des gâteaux, des croissants, des sucreries, etc.

Ces aliments, déjà peu hygiéniques en soi, viennent troubler le cours régulier de la digestion, maintenir l'estomac continuellement plein.

Il faut parfois faire remonter jusque-là un certain nombre de dilatations stomacales, qui se manifestent plus tard.

Farines lactées. — C'est au moment du sevrage qu'on peut utiliser les farines lactées, mélange intime de lait de vache et de farine modifiée par la torréfaction.

En Angleterre et dans d'autres pays, on fait usage de la farine lactée de Neave, qui contient : 12,29 0/0 à 12,89 0/0 de corps azotés, 1,89 0/0 de graisse, 1,07 de sel et 77,81 0/0 à 79,30 0/0 d'hydrate de carbone.

En France, on fait le plus souvent usage de la farine lactée de Nestlé.

Voici la composition des autres farines lactées le plus communément employées dans les différents pays.

Composition des farines lactées.

NOMS, PAYS	Eau	Sub-stances azotées	Graisse	Extrait non azoté		Li-gneux	Cendres	Extrait sec		
				Soluble dans l'eau	Inso-luble dans l'eau			Corps azoté	Hy-drate de carbone soluble	Azote
H. Nestle (Vevey).	6,15	9,91	4,46	42,37	35,04	0,33	1.74	10,55	45,15	1,69
Gerlier et Cie (Thun). . . .	4,96	13,01	4,58	44,58	32,93	0,50	1,40	13.69	46,91	2,19
Anglo Swiss Cie (Cham) . .	6,48	11,23	5,96	47,01	26,95	0,50	1,87	11,99	50,26	1,92
Giffey, Schillet Cie (Rohrbach)	5,37	11,71	4,29	47,11	29,75	»	1,77	12,37	49,18	1,96
Faust et Schusler (Göttingen)	6,54	10,79	4,55	43,21	32,99	»	1,92	11.55	46,13	1,85
Freirich et Cie (Leipzig). . .	6,42	11,79	6,02	28,21	44,18	»	2.36	12,81	30,75	2,05
Kufeke.	8,78	11,96	1,81	24,92	52,22	0,67	2,11	13,71	24,09	2,19
W. Stelzer (Berlin).	6,96	12,51	4,17	51,43	24,49	0,27	2,41	11,03	35,26	1,76
Wiener Kindesmehl	3,48	11,38	4,36	47,01	30,0	0,25	3,82	11,75	48,55	1,88

(J. König, *Chemie des menschlsichen Nahrungs und Genusmittel*, I. B.)

Composition de la farine lactée de Neave (d'après
R. Fresenius).

1º Matières organiques non azotées	Dextrine . . .	3,07	
	Maltose. . . .	0,82	
	Amidon. . . .	74,20	
	Cellulose. . .	0,58	
			78,67
2º Graisse			1,77
3º Substances organiques azotées			
a solubles dans l'eau froide.		2,50	
(correspondant à Az 0,40)			
b insolubles		9,85	
(correspondant à Az, 1,58			
			12,35
4º Substances inorganiques			
a solubles dans l'eau.		0,81	
b insolubles dans l'eau		0,52	
			1,33
5º Eau			5,88

Les 1,33 de matières minérales se décomposent en :

Chaux.	0,124
Magnésie	0,1107
Oxyde de fer	0,0037
Alumine	halc
Potasse.	0,3289
Soude	0,316
Acide sulfurique	0,5686
Acide phosphorique.	0,5636
Chlore.	0,1076
Acide silicique et sable	0,0255
A déduire O pour Cl	0,0255

On peut, par analogie, rapporter cette composition
aux autres farines lactées. On voit du reste dans le
tableau précédent de J. König qu'il n'y a pas entre
ces différents produits une différence bien marquée
au point de vue de l'analyse chimique.

Il en est de même d'une autre farine lactée, la farine Renaux de Dussel (Belgique), produit répandu dans les contrées du Nord, comme on peut s'en rendre compte par les chiffres suivants :

Composition de la farine Renaux (A. Denaeyer)

Perte d'eau à 105° c.	5 gr. 720 0/0
Matière générale	2 — 500 0/0
Matière organique.	91 — 780 0/0
	100 gr. 000 0/0

Dans la matière organique on trouve : Azote total : 1 gr. 40 0/0 dont :

Azote albuminoïde.	1 gr. 304 0/0
Azote des extractifs	0 — 196 0/0
	1 gr. 400 0/0

Composition de la matière organique :

Matières albuminoïdes. . .	8 gr. 150 0/0
Matières extractives par l'alcool.	16 — 936 0/0
Hydrates de carbone — Cellulose. . . .	0 — 368 0/0
Fécule	27 — 852 0/0
Lactose et dextrine. . . .	3 — 890 0/0
Saccharose. . .	32 — 454 0/0
Mat. grasses. .	2 — 130 0/0
	91 gr. 780 0/0

Composition de la matière minérale :

Acide sulfurique (SO_4H^2) .	0 gr. 3027 0/0
Acide phosphorique. . . .	0 — 0649 0/0
Chlore.	0 — 7100 0/0
Calcium.	0 — 0767 0/0
Magnésium	Traces
Potassium et sodium. . .	1 gr. 3457 0/0
	2 gr. 5000 0/0
Phosphate calcique. . .	0 gr. 1416

RÉGIME DE LA SECONDE ENFANCE

BASE DU RÉGIME. — Comme préceptes capitaux, on doit inscrire en tête de ce chapitre ces trois règles aphoristiques :

Pas de viande avant deux ans.

Pas de vin avant trois ans. Vin très mouillé d'eau.

Jamais rien entre les repas.

COMPOSITION. — *Poisson* blanc (merlan, sole, cabillot, turbot).

Viande : Poulet, veau, puis mouton, vers deux ans, mais, en tout cas, pas avant que l'enfant n'ait ses vingt dents complètement poussées.

Légumes secs surtout, pommes de terre en purée.

Fruits : Marmelade, compote.

MODE D'ADMINISTRATION. — Tous les aliments, poisson, viande, légumes, seront toujours très divisés, hachés ou en purée.

On ne doit pas compter sur la mastication de l'enfant. C'est une fonction à laquelle il n'est pas encore habitué, il faudra attirer son attention de ce côté et faire son éducation, ici comme en toute chose. L'enfant a commencé par teter, il lui a fallu apprendre à boire, il devra aussi apprendre à mastiquer. L'absence de mastication, comme l'administration d'aliments grossiers, représente un des facteurs fréquents de troubles gastro-intestinaux. On doit toujours y penser.

NOMBRE DES REPAS. — Un repas toutes les 3 ou 4 heures, 3 heures au moins d'intervalle pour les petits repas, 4 heures pour les grands.

En France, à Paris, on a l'habitude de diviser ainsi les repas :

Petits repas, le matin, vers 8 heures.

Grand repas, à *midi*.

Petit repas, l'après-midi, vers 3 heures (goûter).

Grand repas, le soir, vers 7 heures.

Régime des enfants anglais après un an

	De 8 à 9 heures.	Dîner midi à 1 heure
Régime léger	Pain bouilli dans un mélange d'eau, de lait, par parties égales. Gruau. Arrow-root. Riz au lait. Lait et eau de chaux (3/4, 1/4). Orge mondé au lait.	Bouillie au pain de gruau. Pouddings légers, sagou, tapioca, semoule, pain, riz, fécule de tous les mois, farine et froment. *Poissons.* — Sole bouillie, merlan. *Viande.*— Poulet bouilli. *Bouillon* de veau léger, de poulet.
Régime ordinaire	250 gr. de lait frais bien chaud versé sur une tranchée de pain ou une tartine de pain et de beurre. On peut ajouter du sucre au lait. Pain et beurre avec thé léger, du café ou mieux du chocolat avec beaucoup de lait. Le chocolat est très nourrissant et plaît presque toujours aux enfants.	Pain, pommes de terre écrasées et jus de viande. Thé de bœuf ou de veau. Bouillon de poulet et de mouton. — Légers pouddings au riz, sagou, vermicelle, tapioca, froment. — Des marmelades au riz ou une crème renversée sont des entremets sains qu'on peut servir de temps à autre pour changer. *Poissons.* — Turbot, soles, merlans, éperlans, carrelets, morue fraîche, mulets, toujours bouillis plutôt que frits. *Viande.* — Mouton rôti ou bouilli, côtelette de mouton ou d'agneau, bœuf rôti, poulet, pigeon ou dindon. *Légumes.* — Pommes de terre bouillies, choux-fleurs, épinards, carottes, haricots verts, asperges, laitue, riz bouilli. *Fruits.* — Les fruits sont plus sains lorsqu'ils sont cuits au four ou à l'étouffée. Les fruits très mûrs sont également sains en petite quantité. *Boisson.* — L'eau, l'eau panée, et quelquefois de l'eau et du lait.
Régime très fortifiant (comprenant l'ordinaire plus les mets suivants au choix).	Un jaune d'œuf bien frais battu dans du thé avec une ou deux cuillerées à café de crème. Un œuf frais cuit à la coque. Crème au chocolat.	Soupes légères avec du bœuf maigre, du veau ou du mouton et transformées en potages au sagou, au vermicelle, macaroni, riz, orge mondé, ou autres légumes sains, sans trop d'assaisonnements. — Gelées avec des pieds de veau. — Extrait de viande Liebig. — Soupe de tortue. Viande crue préparée en grattant du bœuf ou du mouton maigre, en le pilant au mortier jusqu'à le transformer en une véritable gelée, on le passe ensuite au tamis et on le donne par cuillerées à café de temps à autre. C'est un aliment très utile dans la diarrhée prolongée et dans les affections occasionnant une profonde anémie. La quantité peut être augmentée s'il y a tolérance. Les selles contractent alors une odeur forte. — Huîtres, ris de veau. — Mauviettes, faisan, bécassine. *Stimulants ordinaires.* — Vin du Rhin ou de Bordeaux, Ale, Porter. *Stimulants extraordinaires.*—Porto, Cognac, Champagne.

(Edw. Ellis, trad. L. Waquet).

Thé (Goûter à 4 heures).	Souper à 6 heures.
Comme le déjeuner.	Bouillie de gruau. Lait additionné d'eau. Arrow root.
Comme le déjeuner. Si le thé a été pris au déjeuner, on donnera du chocolat à 4 heures ou réciproquement.	Poudding au riz, au gruau, farine de froment, arrow-root, blanc-manger, etc., avec un morceau de pain et une tasse de lait.
Comme au déjeuner. *Gélatine.* — Colle de poisson ou graisse de bœuf attachée dans un sac de mousseline et bouillie avec du lait qu'on sucre ensuite.	Légers pouddings. Thé de bœuf. Un peu de gelée ou de blanc-manger avec du pain et une tasse de lait.

A mesure que l'enfant grandit, son régime se modifie.

Pour fixer les idées à ce sujet et se baser sur des chiffres, voici quelques types d'alimentation relatés d'après les auteurs :

Voici le régime des enfants de quatre ans, d'après Uffelmann :

Lait	540 grammes.
Pain blanc.	180 —
Beurre.	25 —
Pommes de terre	125 —
Viande.	80 —
Café au lait	200 —
	1150 grammes:

Les 200 grammes de café au lait peuvent être retranchés, comme le pensent MM. Bergeron et d'Heilly (1), non en tant que café au lait, mais en tant que liquide.

Du reste, on doit toujours être assez réservé sur l'application en France des régimes d'autres pays. Il y a des habitudes séculaires d'alimentation dont il faut tenir compte, par suite de l'adaptation héréditaire de notre organisme.

Les 125 grammes de pommes de terre pourront être remplacés par une quantité équivalente de légumes farineux ou bien une partie reportée sur la ration de pain. Il ne faut pas oublier qu'en Allemagne, ainsi qu'en Angleterre, on fait une consommation minime de pain par rapport à ce que nous en mangeons en France, et que les pommes de terre cuites à l'étuvée remplacent en grande partie le pain.

Voici un tableau qui représente une répartition plus rationnelle des aliments nécessaires aux sujets dans la seconde enfance.

(1) Bergeron et d'Heilly. *Encyclopédie d'hygiène.*

Décompte des éléments physiologiques devant entrer (en moyenne) chaque jour et à chaque repas dans la ration d'entretien de chaque enfant à Villiers (1).

Repas	ALIMENTS	Pris à un repas	Totaux par jour	Assaisonne-ments	Azote	Hydrates de carbone	Sels totaux
					gr.	gr.	gr.
Dé-jeuner	Chocolat	25 »	25 »		» 38	14 50	» 25
	Lait	200 »	200 »		1 66	16 »	» 25
	Pain	25 »	25 »		» 55	7 75	» 38
Grand repas (en bloc)	Maïs	50 »	50 »		» 85	22 »	» 55
	Riz	50 »	50 »		» 90	20 50	» 55
	Viande non désossée	150 »	300 »		4 50	16 50	3 »
	Légumes secs	50 »	100 »		4 »	44 »	2 74
	Pain	125 »	250 »		5 50	77 50	3 75
	Beurre	»	30 »	15 + 15	» 19	24 90	»
	Graisse ou huile	»	30 »	15 + 15	» 19	21 33	»
	Sel marin	»	5 »	2.50 + 2.50	»	»	5 »
Goûter	Vin	200 »	400 »		» 60	16 »	1 20
	Pain	150 »	150 »		3 30	46 50	2 25
	Beurre	30 »	30 »		» 19	24 90	»
	Sel marin	1 25	1.25		»	»	1 25
	Bière	250 »	250 »		» 15	6 50	» 50
	Totaux				22 96	358 88	25 52

(1) Gautrelet. *Bulletin mensuel de l'œuvre des enfants tuberculeux*, in-8, 1897.

Quantités alimentaires moyennes et en bloc proposées pour chaque enfant à l'hôpital des tuberculeux, à Villiers-sur-Marne, chiffres journaliers.

ALIMENTS	Quantités	ALIMENTS	Quantités
	gr.		gr.
Chocolat	25 »	Graisse ou huile. .	30 »
Pain.	425 »	Sel marin	6 25
Viande.	300 »	Lait	200 »
Légumes secs. . . .	100 »	Vin	500 »
Farines alimentaires	100 »	Bière	250 »
Beurre	60 »		

HYGIÈNE DE LA CIRCULATION

Comparé à l'adulte, le jeune enfant subit une déperdition de calorique beaucoup plus grande que l'adulte et possède une tendance plus grande à se refroidir.

Si l'on insiste, comme l'enseigne M. le professeur Bouchard sur le rapport entre la surface et le poids de l'individu, on constate que chez le nouveau-né un kilogramme corporel est desservi par 5 à 7 décimètres carrés, tandis qu'il l'est, chez l'adulte, par 3. Il y a donc dans le jeune âge une surface de rayonnement proportionnellement très forte. On doit donc veiller à le protéger du froid.

L'enfant y supplée par une circulation plus active et une nutrition plus énergique.

La cellule de l'enfant travaille plus que celle de l'adulte.

Vêtement

Pour couvrir l'enfant, il existe aujourd'hui deux systèmes : l'ancien, celui du maillot ; le nouveau ou mode anglaise, celui de la culotte.

On peut prendre à ces systèmes ce qu'ils ont de bon, sans tomber dans l'exagération.

Système ancien, maillot. — Il n'est pas question ici de la vieille coutume de l'embandement.

Jadis, le maillot emprisonnait l'enfant d'une manière si étroite qu'il gênait le jeu de la cage thoracique.

A Rome, au Vatican, dans la grande fresque de Raphael *l'Incendie du burg des loges*, on voit sur la gauche du tableau un enfant complètement enroulé dans des bandelettes.

La peinture nous a livré bien d'autres exemples de cette désastreuse habitude, tel ce groupe d'une famille, à Rome, dans la galerie Farnèse, catalogué sous le n° 115, de Giovanni Licinio Regillo dit le Pordenone (1484-1539).

Même disposition dans un triptique, à Paris, dans la salle des Primitifs au musée du Louvre, (Ecole de Sienne, xive siècle, n° 1667).

Dans un tableau, ornant la cheminée de la grande salle (ancienne chapelle), qui sert aujourd'hui de crèche de réception, à l'hospice des Enfants Assistés, rue Denfert-Rochereau, à Paris, se voit un tableau de Philippe de Champaigne. De nobles dames de l'époque Louis XIII y sont représentées à côté d'une religieuse et d'enfants au maillot, l'un complètement ligoté, l'autre les bras hors du maillot.

En Italie, cette coutume d'ajouter des bandes sur le maillot persiste encore actuellement, il en est de même en Auvergne et dans bien d'autres contrées.

Elle s'était même maintenue sous les yeux des médecins, à la Maternité de Lyon, tellement on se heurte à des difficultés pour rompre avec des habitudes invétérées, surtout lorsqu'elles sont mauvaises.

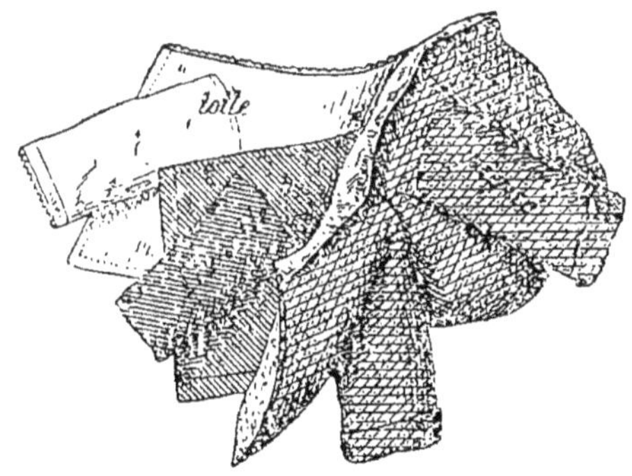

Fig. 47. — Détail du vêtement (système à maillot).

Jean-Jacques Rousseau a stigmatisé cette coutume, dans son *Émile*.

Lorsqu'on parle aujourd'hui de maillot, on ne doit pas avoir en vue cet embandement, cet ensaucissonnement des nourrissons, condamné de tous.

Le maillot, le seul qu'on doive tolérer, n'a rien de commun avec cet ancien appareil de torture.

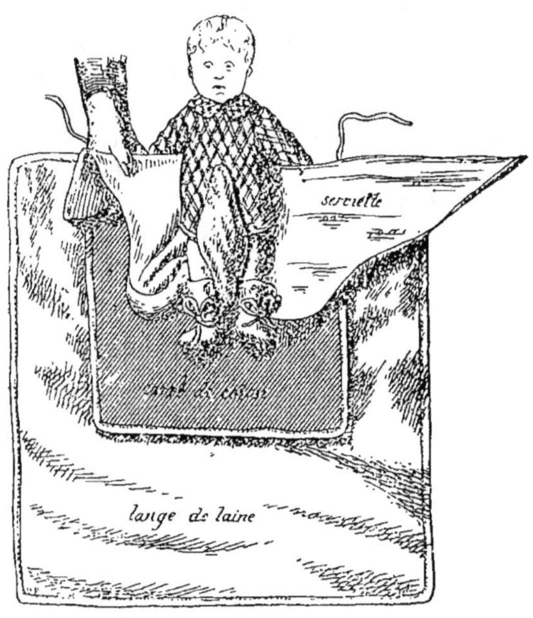

Fig. 48. — Emmaillottement.

Le système du maillot, actuellement en usage, comprend l'emploi d'une *chemisette* courte en toile fine (fig. 47), d'une *brassière* en étoffe plus épaisse, molleton ou tricotée en laine, d'une *couche* en toile douce et d'un *lange* en coton ou en laine, selon la saison (fig. 48).

La couche et le lange superposés pour couvrir la partie inférieure du corps empiètent sur la chemisette et la brassière superposées pour couvrir la partie supérieure. Parfois, on ajoute un carré de piqué pour absorber l'urine.

Le tout est maintenu, *modérément serré*, à l'aide d'épingles doubles, dites *épingles de nourrice* (fig. 49).

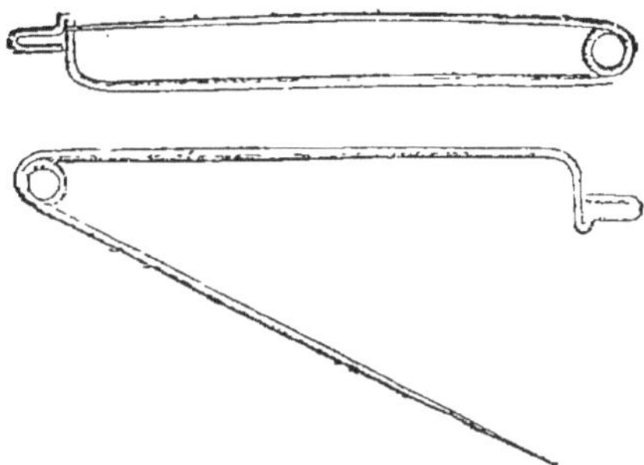

Fig. 49. — Épingles de nourrice.

La constriction ne doit gêner ni la respiration ni les mouvements des membres inférieurs.

Une robe longue recouvre le tout; un petit bonnet recouvre la tête.

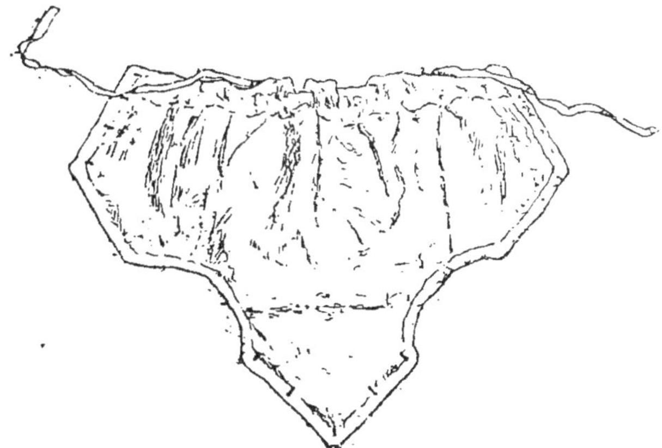

Fig. 50. — Culotte ouverte.

Système anglais. — *Culotte.* — Dans ce mode ou cette mode même de vêtement, on supprime le bonnet, la *tête* reste *nue* à la maison, il n'y a *plus de maillot*.

On se sert, comme dans le système du maillot, d'une *chemisette* et d'une *brassière*, mais plus ouvertes, d'une *couche* triangulaire ou pliée en triangle, au besoin d'un carré de piqué ; mais on *supprime le lange*, on le remplace par une *culotte* (fig. 50) en flanelle, qu'on ferme sur la couche. Un petit *corset* au besoin retient la culotte. On chausse les pieds de *bas* et de petits chaussons en laine. Une robe longue (fig. 51) ou deux revêtent tout le corps.

Système mixte. — Comme en toutes choses, chaque système entraîne des exagérations. En combinant deux systèmes opposés on arrive souvent à en réunir les avantages et à en écarter les inconvénients.

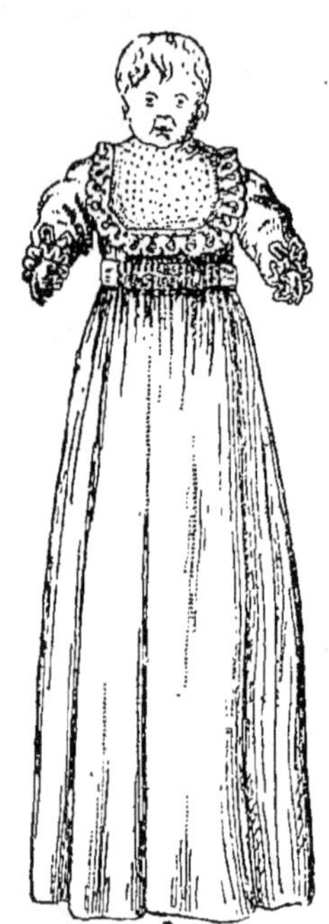

Fig. 51. — Robe anglaise.

Différentes considérations pourront influer sur les conseils à donner aux familles.

On donnera la préférence au *maillot* :

1° Dans la saison froide.

2° Pour la nuit.

3° Chez les enfants très jeunes ou très petits.

4° Dans les familles pauvres.

On préférera le *système anglais* :

1° Dans la bonne saison.

2° Pour le jour.

3° Chez les enfants déjà âgés, ou gros.

4° Dans les familles aisées.

Qu'on emploie, selon les indications, l'un ou l'autre système, il faut veiller à ce que les vêtements ne soient pas mouillés.

D'après Rubner, si on représente par 100 l'émission de calories par le bras sec et nu, on les réduit à 80 à 83 par le port d'un tricot de laine ou de coton sec.

Les mêmes vêtements mouillés déterminent au contraire une perte de 124 calories pour la laine, 157 pour le coton. On voit l'importance, en dehors de la question de propreté, à ce que l'enfant ne demeure pas entouré de pièces de vêtements humides.

C'est pour cette raison que les *culottes* ou les *carrés de caoutchouc ne doivent pas être recommandés*.

Ils maintiennent les liquides en contact avec la peau si délicate des enfants et la macèrent, de plus ils constituent une cause permanente de réfrigération dangereuse.

Vêtements de la seconde enfance. — Plus grand, l'enfant doit être couvert de vêtements appropriés à son âge.

Ils doivent remplir certaines conditions.

1° Ne pas gêner la liberté de ses mouvements.

2° Varier avec les saisons et même les heures de la journée, de façon à ne tenir ni trop ni pas assez chaud.

Il y a inconvénient à couvrir trop les enfants. Cette pratique les rend frileux et de plus les expose en sueurs au moindre courant d'air.

Du reste, d'une façon générale, sauf pour le nourrisson peut-être, l'enfant a moins besoin d'être couvert que l'adulte.

On devra toujours *bien garantir l'abdomen contre le froid*.

Pour la nuit, une longue chemise, avec coulisse fermant au-dessous des pieds, garantit l'enfant contre les refroidissements s'il arrive à se découvrir.

Lorsque l'enfant plus grande a atteint la seconde

enfance, la coupe de ses vêtements se modifie. Les habitudes de chaque pays, la mode influent souvent plus qu'il ne faudrait sur l'habillement tant des filles que des garçons.

Pour qu'un vêtement possède des propriétés hygiéniques, il doit répondre à certaines conditions.

VÊTEMENTS DE DESSUS. — *Nature du vêtement*. — Un bon vêtement doit être fait d'une étoffe plus ou moins épaisse, laine, coton ou fil, selon la saison; la soie, exceptionnelle, n'est qu'un luxe.

L'étoffe doit être souple, élastique, permettre une certaine extension.

En tous cas, elle ne doit *pas* être *imperméable*. Il faut qu'une certaine circulation d'air puisse s'établir.

Les vêtements en caoutchouc ne sont tolérés que comme protecteurs accidentels. Leur imperméabilité empêche l'évaporation de la sueur.

Ajustage. — Ni flottants, ni serrés, les vêtements dans leur coupe doivent suivre la forme du corps, en épouser les contours, mais sans gêner les mouvements ni faire de compression. C'est pour cette raison qu'on doit *interdire les jarretières et les ceintures*. Les bretelles, qui remplacent ces dernières, doivent ne pas appuyer démesurément sur les épaules et sur la poitrine.

Sécheresse. — Secs, les tissus d'habillement nous préservent d'une perte trop grande de calorique, tandis que mouillés, ils augmentent celle-ci dans de grandes proportions. On doit changer tout vêtement mouillé, sous peine d'accident.

Propreté des vêtements. — Non seulement on doit tenir les enfants propres dans leurs vêtements, mais on ne doit pas se contenter de cette qualité; il faut ne pas mettre des habits provenant d'un malade à un enfant sain.

Variation. — Le vêtement d'été n'est pas celui d'hiver, tout le monde le comprend; mais ce qu'on oublie

12.

d'observer, c'est de *varier*, dans la même saison, dans la même journée, *son vêtement avec le changement de température.*

Pour passer du dedans au dehors ou réciproquement, on ne doit pas garder sur soi le même nombre de vêtements. Pour sortir, on se couvre un peu plus; en rentrant, on se découvre un peu.

Vêtements de dessous. — *Bas ou chaussettes.* — Ils se partagent inégalement les faveurs du public.

Le *port exclusif des chaussettes* produit une *endurance au froid* qui n'est pas à dédaigner, et que nous avons bien fait d'emprunter à nos voisins de la grande île; mais on agira toujours par entraînement.

La coutume de laisser les mollets découverts ne peut être appliquée d'une manière systématique, sans discernement. Ce ne doit pas être affaire de mode, mais d'habitude. Il faudra cependant ne pas être trop intransigeant et se décider toujours d'après le cas particulier. Il est certain que les enfants convalescents, faibles, sujets aux bronchites, s'en trouveront mal.

Pour certains enfants, c'est un moyen d'endurance profitable; pour d'autres, c'est un moyen sûr de s'enrhumer.

Linge de corps. — Le linge de corps mérite grande attention.

Il doit y avoir *une chemise de jour* et *une chemise de nuit*, en tissu de toile ou de coton; dans certains cas, de flanelle.

Le gilet de flanelle ne doit pas être habituel, c'est une protection supplémentaire.

Les caleçons protègent contre le contact du pantalon, forcément souillé.

Les jupons, les culottes des petites filles doivent bien garantir le bas du corps.

Le *corset* actuel est blâmable à tout point. Le vrai corset, le seul qu'on ne fasse pas chez les marchands, ne doit être qu'une ceinture ventrale, qui soutient l'abdomen ; tout le reste devrait se composer de tissu souple qui soutienne, mais ne comprime pas. C'est le modèle étudié par Mme le Dr Gache-Saraute.

ACCESSOIRES DU COSTUME. — *Cravates et foulards.* — Ils ne doivent pas serrer le cou, mais surtout ne pas entretenir autour du cou une chaleur qui rend plus sensible au refroidissement.

Coiffure. — Les cheveux recouvrent suffisamment la tête ; l'habitude prise de mettre une coiffure nous empêche de nous en passer, mais il y a tout avantage à la prendre légère, pour n'avoir pas un trop fort supplément de chaleur.

Il faut aussi se protéger contre le soleil, c'est le problème inverse ; et la coiffure doit se modifier pour donner une ombre d'une largeur utile.

Chaussure. — La chaussure regarde surtout la marche (voir *Hygiène de la marche*); au point de vue de la chaleur, elle doit aussi varier l'été et l'hiver.

Elle ne doit pas être absolument imperméable, ainsi les vernis sont mauvais. La semelle, seule, doit ne pas prendre l'humidité.

Coucher.

Dans les premiers mois, on a proposé d'autres modes de couchage que le lit :

Élevage dans le son. — Certains médecins, et encore il y a peu de temps, M. le Dr François Hue(1), ont recommandé, surtout dans les campagnes, l'élevage dans le son.

L'enfant, seulement revêtu d'une courte brassière, pour couvrir la partie supérieure du corps est nu à

(1) François Hue. *Soc. normande d'hygiène pratique.* Rouen, mars 1891 et *Annales d'hygiène publique,* 3e série, t. XXVI, 1891, p. 21.

partir de la ceinture et plongé à même dans le son.

L'urine et les matières fécales, englobées dans le son peuvent être retirées au fur et à mesure.

Berceau hygiénique. — Sous le nom de *berceau hygiénique*, le professeur Krantz, de Munich, emploie un dispositif qui empêche que les matières et l'urine du nourrisson souillent le berceau ou la peau de l'enfant.

Les couches sont posées sur une corbeille d'osier à un double fond. Le premier fond est muni d'une ouverture à laquelle se trouve assujetti un grand sac en caoutchouc, qui repose dans la corbeille. Les couches sont pourvues de larges bandes de caoutchouc, qui maintiennent les jambes fixées assez librement, mais de telle sorte que les orifices de l'urètre et de l'anus restent situés au-dessus de l'ouverture du sac de caoutchouc. Le tronc est fixé par un bandage de corps. L'emmaillottement est inutile. Ce berceau a fonctionné avec avantage dans la division des enfants à la Charité de Berlin, service du professeur Heubner. Les intertrigo même graves guérissent en peu de temps.

L'appareil se recommande également dans les cas de furonculose ; malheureusement, il est assez coûteux (50 francs).

Couveuse.

Couveuse. — Comme complément en fait d'hygiène de la calorification, on a créé la couveuse.

Cet appareil est destiné aux *enfants nés avant terme*, aux *sujets débiles*, aux *athrepsiques*. Le couvage constitue à la fois une méthode d'hygiène et un procédé thérapeutique.

Quels que soient les différents modèles mis en usage, la couveuse consiste essentiellement en un milieu clos, dans lequel circule de l'air à une température plus élevée que la température ambiante.

On chauffe en général de 30 à 37°, selon la facilité de refroidissement de l'enfant soumis au couvage.

CONDITIONS DE LA COUVEUSE. — 1° *L'air doit être imprégné d'humidité.* — Ce qu'on obtient en maintenant une éponge humide sur le tirage de l'air.

2° *L'air doit être à une température à peu près fixe.* — On y arrive soit par tâtonnement par le changement régulier des boules d'eau chaude, soit par un régulateur, lorsqu'on chauffe au gaz ou au pétrole.

3° *L'air doit se renouveler incessamment.* — Un appel d'air et une prise d'air à des extrémités opposées établissent le tirage.

4° *L'air ne doit pas être sec*, mais *légèrement humide.*

La couveuse sauve en grande partie les enfants chétifs et nés avant terme. Grâce à elle, le terme de viabilité légale, 6 mois, peut ne plus être une rareté tout à fait exceptionnelle.

Avant l'emploi de la couveuse par Tarnier, — car Denucé (de Bordeaux) en 1854, Credé (de Leipzig) en 1866 et M. Peyraud (de Libourne) en 1879 avaient déjà fait des tentatives, — la mortalité des enfants nés à six mois restait, d'une façon presque constante, à 100 pour 100. Après que Tarnier eut mis en œuvre ce mode d'élevage et l'eut appliqué d'une façon suivie, de 1881 à 1886, il y eut entre les mains de cet éminent maître 6 pour 100 d'enfants vivants (1).

Le plus souvent, on est obligé de joindre au couvage le gavage (2).

(1) Paul Berthod. *La couveuse et le gavage à la Maternité de Paris.* Thèse, Paris, 1887.

(2) S. K. Hulshoff. *Over Gavage bij Zuigelingen.* (*Ned. Tijdschrift voor Geneeskunde.* 1892. Deel 1, n° 4.)

Axel Johannessen (Christiania), *Bemerkungen uber die Behandlung atrophischer Kinder in der Couveuse.* (*Iarb. f. Kinderk.* N. F., XLI, 1896.)

Voici quelques modèles de couveuses.

COUVEUSE TARNIER. — C'est le modèle dont se sont inspirés les auteurs d'autres couveuses en France et à l'Étranger.

Il se compose (fig. 52 et 53) essentiellement d'une boîte en bois, longue de 0^m,65, large de 0^m,36, haute de 0^m,50, épaisse de 0^m,025, à couvercle supérieur vitré mobile.

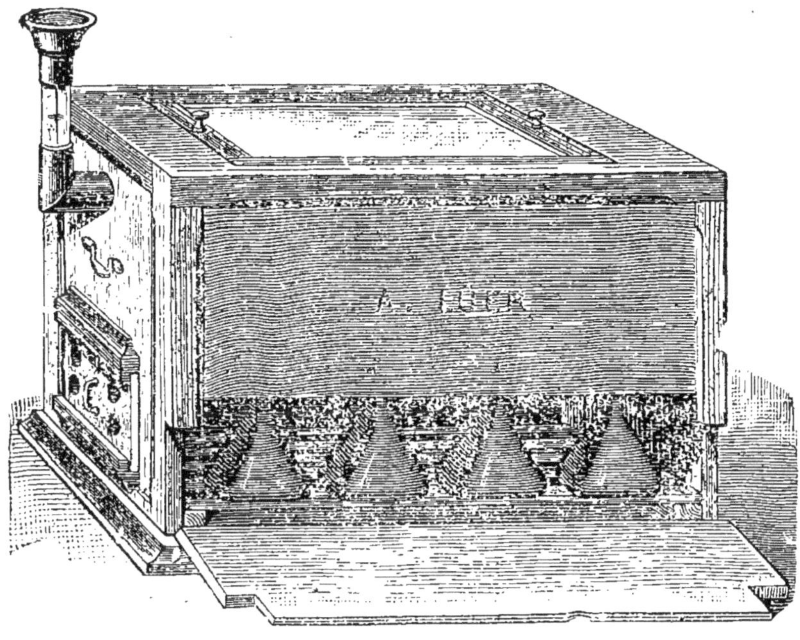

Fig. 52. — Couveuse Tarnier.

A la partie latérale et inférieure, une porte à coulisse permet l'introduction des boules d'eau sur le plus large côté.

Une autre porte incomplète et d'ouverture variable, sur le plus petit côté, donne accès à l'air, qui ressort en haut près du couvercle.

Dans l'intérieur, un support contient le berceau, qui n'occupe qu'une partie de la longueur.

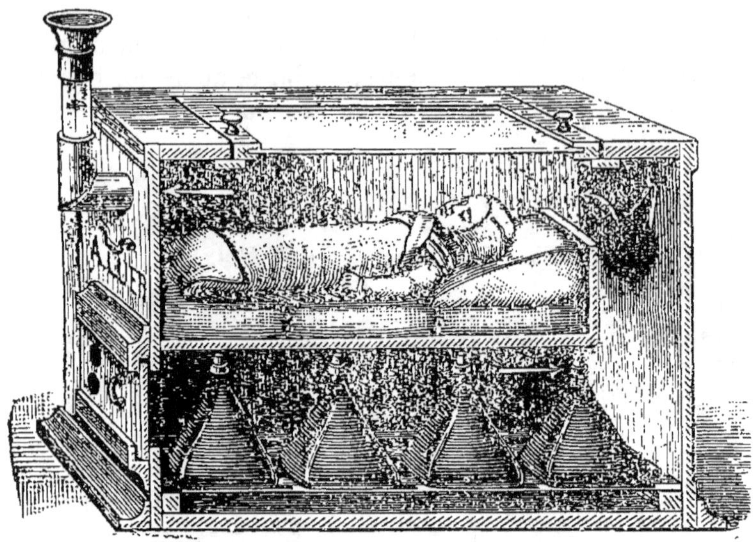

Fig. 53. — Couveuse Tarnier.

L'air passe derrière la tète et s'humidifie à une éponge puis continue son trajet au-dessus de l'enfant.

Couveuse Lion. — Elle se compose (fig. 54) d'un parallélipipède en métal monté sur un support de fer.

Elle peut être désinfectée par l'étuve à vapeur sous pression.

Sa ventilation est assurée par un tube de 8 centimètres de diamètre s'ouvrant à la base de l'appareil et par une cheminée d'appel de même diamètre. Une hélice placée à son sommet indique, par sa rotation, la force du courant d'air.

La face antérieure de la couveuse est munie d'un châssis vitré, à deux battants, avec fermeture à cré-

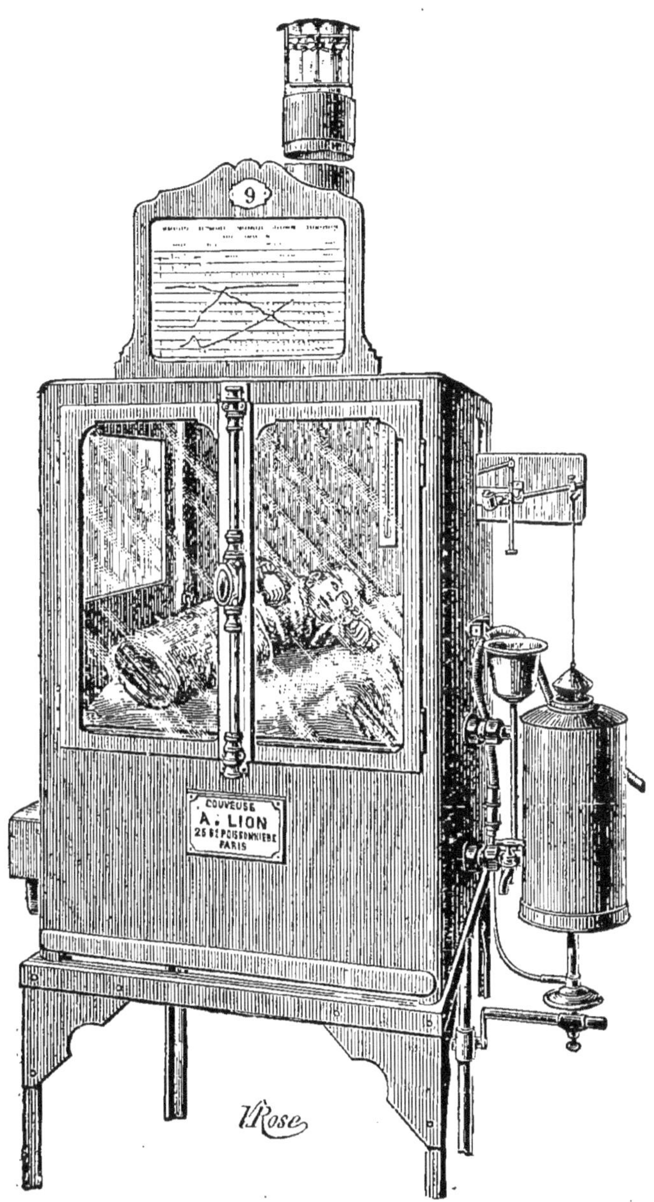

Fig. 54. — Couveuse Lion.

mone. Sur le côté gauche, s'ouvre un autre châssis vitré, qui permet à la mère ou à la garde de suivre les mouvements de l'enfant, et de le prendre au besoin, l'appareil étant placé à côté du lit.

Le fond est coulissé et s'enlève, en glissant dans ses rainures, comme la planchette d'une cage d'oiseau.

Placé au milieu de la couveuse sur un hamac en toile métallique, l'enfant est isolé de toutes parts, et l'air chaud peut circuler librement autour de lui. Un thermomètre, placé à hauteur de sa tête, permet de suivre la marche de l'appareil.

Le chauffage est assuré par une circulation d'eau chaude dans un serpentin communiquant avec un réservoir placé à côté. Ce thermosiphon peut être chauffé indifféremment par le gaz, le pétrole, l'électricité, ou par tous autres combustibles.

Un tuyautage spécial permet de faire arriver directement dans l'appareil l'air extérieur, plus pur que l'air des appartements et des salles, de le filtrer en outre, avant son entrée dans la couveuse, de l'additionner d'oxygène, d'ozone, de vapeurs balsamiques, etc., et de le conduire à l'extérieur par une cheminée.

Par ces dispositions, les enfants sont complètement isolés et, dans les grandes installations, tous les dangers de l'agglomération se trouvent ainsi écartés.

Un régulateur transmet à un levier les mouvements de la température et augmente ou diminue, suivant les besoins, la force du courant de chaleur.

Le réglage de la température est assuré automatiquement et d'une façon invariable.

Autres modèles. — Les autres modèles de couveuses ne diffèrent que par le mode de chauffage, la filtration de l'air, le vitrage plus complet, la régularisation de la température, etc., mais c'est toujours la même idée perfectionnée, l'étuve appliquée au couvage des enfants.

Gillet. — Hygiène infantile.   13

III. HYGIÈNE DE LA RESPIRATION

Au point de vue de la respiration, l'hygiéniste doit veiller à deux points capitaux :

1° Fournir à l'enfant une provision d'oxygène en raison des besoins du sujet ;

2° Veiller à la *pureté chimique et bactériologique de l'air*.

Nous savons, d'après les patientes recherches de Pasteur, et surtout de M. Miquel, la teneur en bactéries de l'air dans les principaux points. On trouve ainsi, par millimètre cube, les résultats résumés dans ce tableau :

Sur l'Atlantique, à 100 kilomètres des côtes .	0,60
à moins de 100 kilomètres . . .	1,80
A Paris, au Panthéon	200
à Montsouris	480
rue de Rivoli	3480
dans une maison neuve	4500
dans une vieille maison	36000
dans les égouts	6000
au nouvel Hôtel-Dieu	40000
à la Pitié	79000
Au glacier d'Aletsch (Suisse)	1

Au contraire, la composition de l'air :

O	21 00
Az	78.66
Argon	2,94

reste invariable, sauf addition de gaz étranger.

Chambre de l'enfant.

Capacité de la chambre. — Cubage d'air. — La question de provision d'oxygène se résoud par le cubage d'air nécessaire et la capacité exigible de la chambre destinée à l'enfant.

Proportionnellement, l'enfant a besoin de plus d'air qu'un adulte. Il faut que l'espace laissé libre dans la chambre d'un enfant, c'est-à-dire défalcation faite du cube des meubles et autres objets, mesure de 15 *à* 20 *mètres cubes* avec renouvellement facile.

Pour un adulte, on n'exige que 14 mètres cubes pour qu'une pièce soit habitable.

La *chambre doit être bien aérée et bien éclairée.*

La température favorable oscille entre 15 à 16 degrés centigrades.

L'habitude de la *nursery anglaise* a son avantage. N'était l'exiguïté forcée des appartements dans les grandes villes, c'est une méthode que nous pourrions bien emprunter à nos voisins d'outre-Manche.

Ce département isolé dans tout vrai *home* permet seul à l'enfant de s'ébattre à l'air, loin du bruit et de l'agitation de la vie journalière.

Ventilation. — On assurera la ventilation par l'ouverture raisonnée des fenêtres. Le *système de la fenêtre ouverte* en permanence demande à être mitigé selon les saisons, et surtout selon le temps ; elle requiert une bonne disposition du lit par rapport au courant d'air et l'usage d'un paravent protecteur.

Les vitres perforées dans l'imposte de la fenêtre méritent attention.

Chauffage. — Le chauffage aidera la ventilation ; mais on doit veiller à écarter l'enfant du passage de l'appel d'air.

A ce point de vue, il faut recommander l'établissement de prise d'air extérieure.

Le chauffage par la vapeur semble en ce cas bien préférable. C'est un des progrès à désirer dans les installations nouvelles, en attendant mieux, le chauffage par l'électricité, par exemple.

En tous cas, le *poéle mobile* représente de tous les modes de chauffage *le plus défectueux*, au point de vue de l'hygiène. On doit le bannir de la chambre des enfants. Tout poêle métallique laisse échapper les gaz de combustion. C'est une écumoire, dont la chaleur dilate les trous. L'expérience se répète dans les cours de physique; elle est classique. La combustion lente de ces appareils favorise la production d'oxyde de carbone, gaz délétère au premier chef.

Poussières. — Il faudrait faire pénétrer dans le public la notion de la *nocivité extrême des poussières.*

Le danger des poussières augmente d'une façon considérable lorsqu'on va d'une salle occupée par peu de personnes saines à une autre, habitée par des malades; cette augmentation croît dans des proportions énormes, quand on analyse les poussières d'un local confiné où séjournent une grande quantité d'individus même sains; on arrive à des chiffres très élevés dans les salles d'hôpitaux (p. 218).

Mais en fait de germes bactériens, qualité importe encore plus que quantité.

Les poussières d'un lieu fréquenté par des sujets sains contiennent, en dehors des miasmes divers, des staphylocoques, des streptocoques, des pneumocoques etc.; dans les pièces qui contiennent ou qui ont contenu des malades, il s'y ajoute des bacilles tuberculeux, diphtériques, typhiques, et en temps d'épidémie, la poussière véhicule le bacille du choléra, sans compter les germes non encore cultivés, de la variole, de la scarlatine, et autres.

Depuis longtemps, il n'y a plus aucun doute sur cette myriade de germes contenus dans les poussières atmosphériques.

Il importe donc de ne pas les mettre bénévolement en circulation par un balayage et un époussetage intempestifs, et il est plus conforme à l'hygiène de ramasser germes et poussières mélangés à l'aide de procédés qui ne permettent pas leur envolement.

Poussières et germes, par leur propre poids, se sont déposés sur tous les corps environnants ; il faut profiter de cette position favorable pour les supprimer.

Il suffit d'un courant d'air assez faible, et capable seulement de parcourir à peine quelques centimètres à la seconde pour remettre les poussières, et partant les microbes, en circulation.

Dans ces conditions, l'atmosphère, jusque-là calme et relativement exempte de germe, est à nouveau contaminée. La contamination peut durer, après l'agitation de l'air par un courant d'air moyen, de deux à quatre heures.

C'est, expérimentalement reproduit, ce qui se passe lorsqu'on époussette, qu'on balaie ou qu'on essuie à sec.

Nettoyage. — Tout mode de nettoyage qui soulève la poussière, receptacle de tous les genres pathogènes, doit être prohibé.

Ni balai, ni plumeau.

On devrait autant que possible *supprimer les angles* qui retiennent la poussière.

Le nettoyage de l'habitation de l'enfant, et de toute habitation, du reste, doit se faire exclusivement pour les meubles et les parties saillantes diverses avec une peau de chamois ou un torchon légèrement humide. On doit laver à grande eau et non secouer par les fenêtres, ni torchon, ni peau.

Pour les tapis, on passera le balai après avoir semé de la sciure humide ou mieux des feuilles de thé, par exemple.

On fera mieux de restreindre l'emploi des tapis dans la chambre de l'enfant, au strict nécessaire, ou l'on adoptera des tapis qui puissent se laver. *Jamais de tapis cloué.* Si l'on doit battre les tapis, on s'éloignera des habitations.

Pour les parquets, on veillera à en boucher, aussi exactement que possible, toutes les anfractuosités, rainures ou autres, de façon à avoir une surface égale, sans réceptacle possible à la poussière.

Le mastic, dit de vitrier, mélange de cire, de blanc d'Espagne et de résine, peut servir à ce but, de même la paraffine à chaud, ou dissoute dans la benzine, avec laquelle on peut imprégner le bois.

Un parquet ainsi préparé peut se laver.

Sur le parquet, même calfaté et bien jointé, on se contentera de faire un balayage humide à l'aide de sciure de bois, imprégnée d'un peu de solution antiseptique, acide phénique brut, cresyl, etc.

Tout ce que ramasse le balai doit ensuite être jeté au feu. On supprime ainsi tout le danger des poussières dans l'habitation.

Éclairage. — Éclairage naturel. — L'éclairage naturel de la chambre de l'enfant se trouve en connexion naturelle avec celle de l'exposition de la pièce.

La chambre de l'enfant doit être dirigée de telle façon qu'elle reçoive le soleil pendant le plus long temps possible de la journée. Son *orientation* ne pourra donc varier que du *midi* au *sud-est* au *sud-ouest*. Toutes les expositions vers le nord ne lui conviennent pas.

Il n'y a pas là qu'une affaire d'éclairage, il y a une question capitale d'atténuation et d'annihilation des germes par le seul effet de la radiation solaire.

Il n'y a donc aucune analogie à établir entre l'éclairage de la chambre de l'enfant et celui de l'école. Dans ce dernier cas, on adopte l'éclairage par le jour du nord, afin d'obtenir une lumière fixe, sans changement, dans sa position et son intensité.

Aucune de ces considérations ne valent pour la *Nursery*.

Éclairage artificiel. — Le médecin, sur la question

de l'éclairage artificiel à recommander pour la chambre des enfants, doit s'inspirer de deux conditions.

Il doit tenir compte d'un côté de la puissance éclairante de la source lumineuse, de la direction, et en second lieu des modifications qu'apporte cette dernière à la composition de l'air ambiant.

La première question ressortit à l'hygiène de la vue proprement dite et non à celle de la respiration. (Voir *hygiène de la vue*.)

La seconde doit être traitée ici :

De tous les progrès dont bénéficie la société moderne, *l'éclairage électrique* compte en même temps comme une acquisition hygiénique de premier ordre. Sous forme de lampe à incandescence, c'est le mode d'éclairage artificiel de tous le plus parfait. Il ne dégage aucun gaz, puisqu'une ampoule de verre close renferme dans le vide le fil rendu éclairant par le passage du courant. La chaleur dégagée reste insignifiante, pas nulle cependant. De plus il n'a aucune odeur, et n'offre pas de danger pour l'allumage

Lorsqu'il y aura possibilité d'établir cette sorte d'éclairage, nous devons, au nom de l'hygiène, la recommander.

Dans le cas où il n'est pas possible, il est bien préférable d'en revenir aux vieilles lampes à huile.

Bien inférieurs au point de vue de l'hygiène, le *pétrole* et le *gaz*. Avec ces deux éclairages, outre le danger d'incendie, toujours à escompter avec les enfants, il y a une *viciation* très grande *de l'atmosphère*, avec le gaz surtout. De plus, la chaleur produite est assez forte, et des particules charbonneuses sont volatilisées.

Dans ces derniers temps, la découverte du nouveau système de becs à incandescence de différentes marques, a remédié en partie à ces inconvénients. Il y a, avec ces appareils, combustion plus complète du gaz de houille, et l'économie réalisée concorde avec un amoindrissement de l'insalubrité.

Quoiqu'il en soit, si l'on peut concéder qu'actuellement le *gaz*, grâce à ce mode de fonctionnement, a perdu une grande partie de ses inconvénients d'autrefois, il n'en reste pas moins un *mode d'éclairage à rejeter pour l'éclairage des chambres d'enfants*, on peut même ajouter, de toute pièce un peu close.

Meubles. — Dans la chambre de l'enfant, il faut réduire le mobilier au strict nécessaire : le berceau, quelques chaises, une table, le tout facile à tenir propre. Ni tapis ni tenture.

Tout luxe inutile est un luxe nuisible.

Sorties, promenades.

Dès que la température le permet, l'enfant doit être dehors ; la température seule règle ses sorties.

L'être humain a non seulement besoin abondamment *d'air*, mais de *lumière*.

S'il est bon de sortir l'enfant le plus possible, et dans les beaux jours, de le tenir la plus grande partie du temps dehors, il faut ou que l'enfant marche ou qu'il soit tenu dans les bras.

En effet, lorsqu'on tient un enfant sur le bras, on le fait forcément changer de position, même si on le tient sur le même bras.

Les *petites voitures* qui servent à promener les enfants *ne sont pas recommandables* pour les bébés. Elles les immobilisent, les soustraient à la surveillance, les invitent au sommeil, par suite du balancement qu'imprime le mouvement de traction.

Il y a eu des dangers d'intoxication, signalés en Allemagne par suite des vernis qui enduisaient les capotes et qui étaient à base de plomb.

IV. HYGIÈNE DE LA PEAU

La peau joue à la fois le rôle de protection mécanique pour les organes sous-jacents et celui de barrière opposée aux infections venant du dehors. C'est aussi un organe d'échange par la perspiration cutanée.

A tous ces points de vue, elle intéresse l'hygiéniste. La propreté ne doit pas être regardée comme un chapitre de coquetterie, mais comme un point de nécessité. Son importance décuple chez l'enfant.

Microbes habituels de la peau chez l'enfant. — Il n'y a pas à proprement parler de microbes habituels de la peau. Notre tégument n'entretient pas à sa surface de saprophyte, comme le remarque M. le D' Sabouraud (1).

Un microbe ne peut vivre réellement sur la peau sans s'y greffer et produire des lésions. Il n'y a aucune confusion à ce sujet.

Lorsqu'on parle de microbe banal, de microbe habituel de la peau, on entend parler d'un organisme que les contacts habituels, journaliers, laissent se déposer sur notre revêtement cutané. Il y est à l'état de sommeil, de vie latente : mais il n'attend que l'occasion de commencer les hostilités. C'est donc malgré tout un ennemi à surveiller. C'est pourquoi il est bon de savoir à l'avance quelles sont les espèces microbiennes le plus souvent rencontrées.

On rencontre, presque d'une manière constante, le staphylocoque et le streptocoque à l'état permanent.

On ne peut dresser qu'une liste générale, mais telle ou telle circonstance peut faire que, dans tel ou tel

____

(1) Sabouraud. *Pathogénie et traitement de l'impetigo.* (*Archives de médecine des enfants*, t. 1, janvier 1898 p. 26.)

établissement, il y ait soit exclusivité pour un microbe vulgaire, le staphylocoque par exemple, comme à l'hospice des Enfants Assistés (Hulot)(1), soit par exception un germe peu fréquent, comme le pyocyanique, à l'hospice des Enfants malades (Gastou).

Chez l'enfant, le colibacille s'y trouve de même, principalement chez les nourrissons, ce qui n'a rien d'extraordinaire. vu la souillure inévitable de la région fessière par les matières fécales.

Voici, d'après MM. F. Balzer et W. Dubreuilh (2), la liste de principaux parasites habituels de la peau :

Parasites de la sueur :

> *Zooglées* rouges ou incolores autour des poils (aisselles, périnée).
>
> (Eberth-Babes).
>
> *Microcoques, Diplocoques, Bâtonnets* : incolores. *Microsporon minutissimum* des plis cutanés (Erythrasma).
>
> (Bizzozero).

Parasites des matières grasses :

> Spores de Malassez (glandes sébacées).
> — rondes (barbe).
> — ovalaires (cuir chevelu).
>
> (Bizzozero).

Nettoyage de la peau. — On conçoit que, chez l'enfant bien portant, il suffise de donner des bains simples pour tenir la peau en état de propreté.

A la naissance. — 1er bain. L'enfant naît recouvert d'un enduit gras sébacé.

(1) H.-J. Hulot. *Infections d'origine cutanée chez les enfants.* Th. Paris, 1895.
(2) Fr. Balzer et Dubreuilh. *Observations et recherches sur l'érythrasma et sur les parasites de la peau à l'état normal. (Annales de dermatologie,* 5 décembre 1884.)

Pour enlever ce premier enduit, souvent assez adhérent, l'eau tiède ne suffit souvent pas, il est nécessaire d'employer un corps gras, vaseline, jaune d'œuf.

Après la naissance. — Bains. Au bout de la première semaine environ, se produit une desquamation généralisée et la chute du cordon non influencée par les bains.

Après la naissance, on donne des bains, à l'eau tiède, simple ou boriquée, mais sans savon.

Il n'est peut-être pas nécessaire de répéter ces bains tous les jours, lorsque l'enfant a dépassé les premiers mois, à moins de les réduire à une simple immersion qui facilite le lavage.

Les *éponges* n'ont aucun avantage, mais constituent une *source d'infection*; il est préférable de *les remplacer par de la ouate hydrophyle* qu'on jette après qu'elle a servi.

Tout au plus, peut-on conserver l'éponge pour le premier nettoyage du périnée, qui enlève les matières fécales qui souillent l'enfant.

Dans la seconde enfance, le *bain* doit se renouveler *tous les mois* pour entretenir la peau à l'état de propreté. Pour en faciliter l'emploi, on a proposé depuis quelques années déjà de suppléer aux bains chauds de baignoires par des bains par aspersion ou *bains douches* appliqués par Merry Delabost, dès 1873 (1).

C'est une pratique économique très recommandable. Elle fonctionne dans les écoles allemandes; on

(1) Merry Delabost. *Note sur un système d'ablution pratiqué à la prison de Rouen et applicable à tous les grands établissements pénitentiaires ou autres.* (Ann. d'hyg., 1873, t. XLIII) et *Un établissement de bains-douches à bon marché à Rouen.* (Ann. d'hyg., 1898, t. XXXIX, p. 210. — Du Mesnil, *les bains-douches à l'asile national de Vincennes et dans les écoles de la ville de Paris.* (Annales d'hygiène, janv. et févr. 1896.)

projette d'installer des appareils *ad hoc* dans certaines écoles de la ville de Paris. Ce serait là un réel progrès qui ne peut que recevoir l'encouragement des médecins. Le lycée Janson de Sailly et le lycée Montaigne en sont actuellement pourvus.

Nous devons, comme médecins, prêcher la pratique salutaire de l'hydrothérapie sous toutes ses formes.

Déjà le débarbouillage de la face à l'eau froide constitue une douche en miniature.

Pour les garçons et pour les filles, l'usage régulier d'aspersions froides, du *tub*, doit faire partie des mesures d'hygiène journalières. Il y a là plus que propreté, il y a une pratique salutaire d'endurcissement au froid.

Toilette. — Toilette ne veut pas dire coquetterie, c'est plutôt le contraire ; poudre de riz, parfum, pommade en sont l'antipode.

La toilette hygiénique, c'est l'entretien journalier à l'état de propreté ou l'asepsie des parties découvertes : face, cou, mains, ou couvertes, pieds, organes génitaux.

La *face et le cou* sont lavés à l'eau froide, si besoin, avec du *savon non irritant* ; *chez le jeune enfant, jamais de savon.*

Les mains ont besoin parfois, par suite de souillures plus tenaces, d'un nettoyage plus efficace au savon et à la brosse.

C'est la brosse qui garantit la propreté des ongles.

Chacun doit avoir ses *ustensiles à soi.*

Un bain de pied par semaine représente le besoin habituel.

Laver les pieds à l'eau, laver les jambes, si on ne fait pas usage du tub, est une bonne pratique quotidienne pour les enfants.

On doit apprendre aux garçons et aux filles, sans pruderie aucune, à se *laver chaque jour les organes gé-*

nitaux. Prépuce et petites lèvres laissent accumuler des produits de secrétion, qu'il faut enlever sous peine de saleté. Il n'y a rien là qui froisse les sentiments, bien au contraire. On empêche par là une cause fréquente d'irritation locale, bien plus malsaine au point de vue moral par les frottements qu'elle provoque de la part des enfants. Notre éducation morale gagnerait à ce qu'il y entre moins de fausse pudeur. Plus de nudité de notre corps et moins de crudité dans nos propos.

De quelque endroit de notre corps que ce soit, la *propreté* en est en grande partie la *santé*.

Désinfection de la peau. — On comprend que le lavage, que les bains puissent contribuer à créer une certaine asepsie, comme moyens mécaniques, mais il y a loin de là à une désinfection systématique.

L'antisepsie de la peau, si désirable à obtenir chez l'enfant malade, ne se réalise qu'avec peine. Les moyens varient selon qu'on désire l'antisepsie partielle, c'est-à-dire d'une région donnée, ou bien qu'on veut faire la désinfection de la totalité de la surface cutanée.

Antisepsie partielle de la peau. — Lorsqu'on doit pratiquer une opération chez l'enfant, comme chez l'adulte, on doit, avant toute intervention opératoire, assurer l'antisepsie de la région.

On commence par faire le décapage de la peau à l'eau tiède et au savon avec une brosse dure.

On essuie avec un linge aseptique, compresse bouillie ou stérilisée, ou antiseptique, compresse phéniquée, boriquée, etc.

Pour enlever toute trace de corps gras, on frotte la peau avec un tampon d'ouate imbibée d'éther.

On a ainsi obtenu l'asepsie qui suffit.

Si l'on veut rendre la peau antiseptique, dans la crainte que l'asepsie primitive n'ait pas été parfaite, on passe sur la peau de l'alcool à 90°, ou une solution antiseptique, acide phénique à 5 p. 100, sublimé à 1 p. 100 et on laisse en place une compresse imbibée de la solution, pour ne la retirer qu'au moment où on commence à opérer.

Antisepsie totale de la peau. — On n'y parvient que par les bains antiseptiques.

Bains antiseptiques. — Pour pratiquer l'antisepsie de la surface cutanée, on peut composer des bains avec les principaux antiseptiques ; les bains antiseptiques d'emploi courant sont :

Le bain savonneux au savon mou de potasse ;

Le bain à l'acide borique à 5 p. 100.

Le bain au sublimé, qui est le plus actif, mais qu'il ne faut ordonner que chez des sujets à peau intacte. Il ne faut pas mettre plus de 2 grammes par bain pour les jeunes enfants.

A l'hospice des Enfants Assistés, M. Hutinel prescrit le mélange suivant :

> Liqueur de Van Swieten . . . .   1 litre.
> Eau commune tiède . . . .   14 litres.

Pour un bain à donner dans une baignoire émaillée ou en bois.

Savonnages et frictions. — Lorsque des conditions matérielles empêcheront l'administration des bains, il faudra au moins exiger un grand savonnage, des pieds à la tête, au savon noir et à l'eau tiède, et une friction de la surface cutanée avec une solution antiseptique.

Onctions. — A côté des bains, et concurremment à ceux-ci, l'antisepsie cutanée s'obtient par des onctions pratiquées au moyen de pommades diverses, dont les plus simples sont les suivantes :

> Vaseline blanche. . . . .   20 grammes.
> Acide borique finement pulvérisé. . . .   1   —

ou encore :

Vaseline blanche.	20 grammes.
Acide borique	1 —
Menthol	0,50 cent.

Ou encore la vaseline phéniquée au dixième ou sublimée à 0,10 p. 100.

V. HYGIÈNE DU CUIR CHEVELU

Les parties pileuses de la peau et le cuir chevelu méritent une mention spéciale.

Soins de propreté. — Chaque sujet doit avoir des *objets de toilette personnels*, brosse, peigne.

Chez les garçons, les *cheveux* seront tenus *ras* et le cuir *chevelu sera savonné* de temps en temps au savon ou à la décoction de bois de panama.

Chez les filles, même savonnage et peignage soigné pour éviter les parasites.

Chez les bébés, *la crasse, les gales* qu'on laisse accumuler sur leur tête et qui foisonnent de spores (F. Balzer et W. Dubreuilh) devront toujours être enlevés, soit par un savonnage à l'eau chaude, après macération de quelques minutes avec du savon de potasse léger, ou avec un corps gras.

Cette accumulation séborréique peut causer l'impétigo et l'eczéma impétigineux des nourrissons.

VI. HYGIÈNE DU SYSTÈME NERVEUX

Voilà un chapitre qu'on ne pourrait trop recommander à l'attention, en une fin de siècle caractérisée par un surmenage nerveux à outrance.

Cette culture intellectuelle, dont on recherche l'exquisité sans mesure dans le travail, les plaisirs, l'art, ne se fait pas sans inconvénient pour notre système nerveux et celui de notre descendance (1).

Le cerveau de l'enfant. — Il y a donc un intérêt de premier ordre à ménager, dès la naissance même, le cerveau des jeunes enfants. pour qu'ils puissent offrir des organes non encore fatigués, lorsque viendra le moment inéluctable du grand *struggle for life*.

Il y a déjà longtemps que Jules Simon a insisté sur l'excitation cérébrale des petits citadins, et sur les causes qui la provoquent.

Si l'on considère qu'à la naissance, comme l'a montré Parrot, l'écorce cérébrale n'a qu'un développement très rudimentaire, ce n'est que sous les centres psycho-moteurs que commence à se montrer la myéline, il n'y a que le lobule paracentral et la corne d'Ammon qui soient munis de cellules pyramidales.

Plus tard seulement elle apparaîtra dans les autres régions des hémisphères, qui jusque-là ne représentent qu'un réseau nucléé granuleux non interrompu, avec quelques amas en certains endroits (Lockhart Clarke).

Excitations mondaines. — L'enfant doit être tenu éloigné de toutes nos excitations mondaines. Il est déjà suffisant qu'il subisse l'influence héréditaire que lui transmettent ses parents.

L'existence de pièces réservées aux enfants, sépa-

(1) Voir J. Déjérine. *L'hérédité dans les maladies du système nerveux*. Thèse d'agrégation, 1886.

rées du bruit, comme dans la *nursery du home* des maisons anglaises, constitue une disposition de tous points recommandable.

Donc, pas d'adulation de tous les instants, comme le fait est fréquent de la part des grands-parents, pas d'enfants faisant salon.

Ne poussons pas aux petits phénomènes.

Les enfants prodiges ne sont le plus souvent que de petits dégénérés, dont l'intelligence n'est qu'un feu de paille sans durée.

Les spectacles émotionnants, crises de larmes, crises nerveuses chez les gens de leur entourage, les images terrifiantes, les peurs, le croquemitaine, etc., doivent être soigneusement évités aux jeunes enfants.

Leur cerveau en évolution réclame le calme et le repos, pour lui permettre de se développer normalement et progressivement sans surchauffe inutile et nuisible surtout.

On doit donc poser en principes, pour les tous jeunes enfants, leur séparation relative des adultes dans leur vie d'activité fébrile, comme c'est le cas aujourd'hui.

Donc, pour un nourrisson, dans les familles aisées, chambre à part, où il puisse se reposer à l'aise ; ou bien dans les familles modestes, vie de famille non agitée, loin du bruit.

Travail intellectuel. — Quand est venu pour l'enfant l'âge de la scolarité, l'hygiène cérébrale doit dicter les règles pédagogiques.

Bien que cette question relève directement de l'hygiène dans l'école, on peut ici en résumer les points principaux.

Le *travail intellectuel* de l'écolier doit être *gradué et varié*. On ne doit pas tenir les enfants pendant un trop long temps au même exercice.

La durée de chaque exercice varie avec les âges, d'une demi-heure à 1 heure.

La durée totale d'une classe oscille entre 1 heure et 1 heure et demie pour les enfants; plus tard, après la puberté chez les jeunes gens, on peut aller jusqu'à 2 heures.

Une récréation doit couper les classes, et chez les petits chaque exercice.

Jeux intellectuels de l'enfant. — Lorsque l'enfant grandit, la question des jeux a besoin d'être envisagée au point de vue de l'hygiène.

Les jeux physiques appartiennent à l'hygiène musculaire. On peut laisser les enfants jouir pleinement de leur liberté et s'ébattre selon leur volonté, du moment qu'ils n'exagèrent pas leurs exercices et ne les transforment pas. Il faut surveiller le surmenage.

Tout autre se montre la question des *théâtres*, en commençant par le Guignol.

Dans les distractions intellectuelles qu'on offre aux enfants, on doit avec grand soin éviter celles qui mettraient en jeu d'une façon trop vive leur émotivité, contes trop fantastiques, histoires de revenants, de diable, de croquemitaine.

Les récits terrifiants seraient très préjudiciables au développement cérébral.

La lecture doit obéir aux mêmes règles. On doit surveiller les enfants déjà grandelets, qui sacrifieraient volontiers les jeux physiques pour se livrer à la lecture. Même pour des livres bien composés, instructifs, exempts de péripéties romanesques, il y a là une menace de surmenage, à laquelle il faut prendre garde.

Punitions. — Dans les punitions qu'on est forcé d'infliger aux enfants, il faut choisir celles qui ne terrifient pas, sous peine de développer une émotivité que l'âge n'atténuera que faiblement.

Les domestiques sont enclins à faire ainsi peur à leurs jeunes petits maîtres; c'est une très mauvaise habitude, d'autant qu'ils n'y mettent pas souvent, par manque d'intelligence, une retenue suffisante, telle la menace de la cave, du cabinet noir, suivie d'effet.

Langage (1). — L'apprentissage de la parole se fait petit à petit chez l'enfant par transition insensible du cri à la parole.

Le rôle des parents ou de ceux qui élèvent l'enfant se borne à le guider dans ce long exercice.

Il est important, pour la précocité et pour la rectitude de la fonction, de ne pas laisser l'enfant prendre de mauvaises habitudes.

Il n'y a pas de pratique plus illogique, et cependant si fréquente, que celle qui consiste à imiter les petits défauts de prononciation du jeune enfant.

On ne doit pas se laisser aller à cet attrait irréfléchi du balbutiement, du zézaiement (2) tout empreint de grâce enfantine, autrement on risque de le perpétuer. Ce qui plaisait chez l'enfant ennuie chez l'adolescent.

A chaque syllabe mal articulée, nous devons répondre par la syllabe correctement prononcée et forcer l'enfant à faire un effort pour se corriger.

Sommeil. — Le besoin de sommeil dans l'enfance varie avec l'âge du sujet.

A la naissance et dans le premier mois, le nourrisson dort et tète.

A partir d'un mois, il commence à rester quelques courts instants éveillé, puis petit à petit un peu plus longtemps.

(1) Bernard Pérez. *Les trois premières années de l'enfance*, 1886, 3° édit.

Sikorsky. *Arch. neurol.* T. VI, p. 319.

H. Taine. *De l'intelligence.* 2° édit. T. I, p. 39.

Zaborowski. *Origine du langage.* 1886, n° 32-60.

Preyer. *L'âme de l'enfant.* Tr. H. de Varigny, in-8°.

(2) Chervin. *Bégaiement et autres défauts de prononciation.* 2° édition, Paris, 1896, p. 99 et suivantes.

Jusqu'à 3 *ans et au delà*, on doit conserver l'usage de la sieste dans la journée, combinée d'après les heures de sortie.

Jusqu'à 10 ou 12 ans, les heures de sommeil l'emportent sur celles de veille. Le temps de sommeil nécessaire décroît avec l'âge, comme suit, d'après Bergeron et D'Heilly :

à 7 ans	10 h. à 10 h. 1/2
10 ans	9 h. 1/2 à 10 h.
12 ans.	9 heures.
14 ans.	8 h. 1/2.

Après, ce sont les trois huit qui deviennent vrais.

La sieste, sauf dans les pays méridionaux, n'est plus de mise.

Quelle que soit la théorie du sommeil adoptée, il n'en ressort pas moins pour l'hygiéniste que l'organisme a un besoin physiologique impérieux de cette réparation de forces. L'observation nous en donne la durée, l'hygiéniste doit prescrire les mesures nécessaires à assurer ce sommeil.

On doit *habituer* le tout jeune enfant *à dormir la nuit*, naturellement. Le bercer et lui chanter représentent de mauvais procédés. *Bercer les enfants est défendu*, on imprime au cerveau une trépidation qui peut avoir des dangers. Chanter a moins d'inconvénient, si ce n'est de rendre tout le monde esclave.

On doit veiller à ne pas laisser prendre d'autres mauvaises habitudes, telles que de sucer quelque chose, etc.

Pour assurer le sommeil de l'enfant, il faut observer quelques règles :

1º On doit faire le *coucher toujours à la même heure* ;

2º Il doit y avoir *l'obscurité et le calme* relatifs dans la chambre de l'enfant ; relatifs seulement, parce qu'il faut que l'enfant s'endorme malgré la présence d'autres personnes qui ne font pas grand bruit.

On ne doit pas laisser de lumière se projeter en grand sur la figure de l'enfant.

3° La *température* de la chambre doit être *tempérée*, l'excès de chaud nuit, l'excès de froid aussi, mais moins si l'enfant est bien garanti.

4° *L'aération* doit éviter les inconvénients du milieu confiné. *Pas de rideaux hermétiquement clos.*

5° Le *réveil* doit se faire *à peu près à une même heure*. Toutefois, on ne doit pas réveiller l'enfant à moins d'un écart trop grand avec le temps habituel de repos.

On *ne* doit *pas abréger le sommeil des enfants* sous un prétexte quelconque, sans cela on arrive au surmenage ; mais on a souvent besoin d'accorder aux jeunes sujets un surcroît de sommeil nécessaire aux organismes en état de croissance.

C'est le meilleur réparateur, avec l'alimentation, d'une fatigue un peu excessive.

Il s'agit cependant de ne pas se laisser induire en erreur par les paresseux.

L'excès de sommeil ralentit la nutrition générale.

VII. HYGIÈNE DES MUSCLES

Marche

C'est normalement vers 10 *mois* au plus tôt et 15 *à* 18 *mois* au plus tard que doit marcher le jeune enfant bien portant. Les gros enfants marchent plus tard que les maigres. Il y a là une affaire de poids à porter qui entre en jeu.

Il est nuisible d'engager l'enfant à se tenir sur ses jambes lorsqu'il est trop jeune et qu'il ne semble pas en avoir la force.

Tourniquets, chariots, glissières. — C'est pour cette raison qu'on doit *déconseiller les tourniquets, chariots, glissières,* etc., comme les ceintures à bretelles *ad hoc.*

Tous ces appareils ont un double inconvénient :

Le premier, le plus sérieux est de faire tenir sur ses membres inférieurs un enfant dont le squelette n'a peut-être pas encore la résistance nécessaire. Dans ces conditions, on va au-devant des déformations, et pour peu que l'enfant ait quelque tendance au rachitisme, on favorise la maladie.

En second lieu, l'enfant pour avancer est obligé de pousser avec la partie antérieure du thorax et d'y prendre point d'appui, d'où une compression qui a des inconvénients multiples et du côté des os et du côté des organes thoraciques ; de plus, cette attitude penchée en avant tête première n'apprend en rien à l'enfant à marcher, puisqu'il prend l'habitude mauvaise de déplacer son point d'appui naturel et qu'il tombera infailliblement sur le nez dès qu'il tentera d'aller seul. C'était là que le *bourrelet* trouvait sa nécessité.

Mieux vaut laisser les enfants parfaire leur système musculaire en leur laissant la liberté de remuer à leur aise. C'est le reproche le plus sérieux contre le maillot.

Marche à quatre pattes. — Les enfants essaient d'eux-mêmes la *marche à quatre pattes* ; puis, petit à petit, ils se redresseront et feront les premiers pas en se tenant aux objets environnants. La marche à quatre pattes, d'après le Dr B. T. Martinez (1), représente un bon exercice, que l'on peut dès lors permettre à l'enfant à partir de 8 mois. Les enfants qui s'y livrent arrivent plus vite que les autres à marcher dans la rectitude, par suite du développement musculaire plus précoce.

Pour ces premiers essais, on devra bannir les parquets cirés et les chaussures à semelles trop rigides.

On remarque assez souvent une insuffisance soit du péroné, soit des fléchisseurs, qui provoque une certaine instabilité du pied ; on peut y remédier avec des chaussures un peu montantes, mais ce défaut se corrige assez rapidement par l'habitude.

Chaussures. — Quand l'enfant marche, il faut veiller à la bonne confection des chaussures.

Ici encore, *la forme du pied seule doit dicter la forme de la chaussure* et non la mode.

Ni trop justes, ni trop serrés, les souliers ne doivent comprimer aucune partie du pied, ni y frotter. Le cuir doit être souple, de façon à mouler les extrémités.

Chez le jeune enfant, le talon est supprimé, mais il faut que les côtés et le contrefort soient assez fermes pour s'opposer aux mouvements latéraux que les sujets peu âgés laissent faire à leur pied, par inexpérience et faiblesse musculaire.

Plus tard, la chaussure porte un *talon*, qu'on doit recommander peu *haut*, sans cela le point d'appui antérieur du pied se déplace ; au lieu de porter sur la base du gros orteil, il se reporte en avant sur la face

(1) Benjamin T. Martinez (Buenos-Aires.). *Marche à quatre pattes.* (*Semana medica*, mai 1895.)

inférieure de l'orteil tout entière ; il en est de même pour les autres doigts, de plus il y a subluxation des phalanges sur les métatarsiers et la tête de ceux-ci viennent aussi porter.

Les talons plats sont donc recommandables ; les talons Louis XV sont condamnables de par l'hygiène ; de même les talonnettes intérieures.

Exercices physiques.

C'est dans l'enfance, après que l'enfant sait marcher, qu'existe pour lui le plus grand besoin d'exercices physiques. Il s'y livre volontairement dans ses jeux, on l'y entraîne au moyen de la gymnastique.

Tout exercice physique a pour conséquence une activité plus grande du système circulatoire qu'à l'état de repos. Le cœur accélère ses battements et le pouls bat plus vite aux artères ; en même temps, la pression devient plus forte.

Comme corollaire, la nutrition s'active. Si l'on descend dans le détail, on voit que selon la prédominance des mouvements dans les muscles de telle ou telle région, avec le développement qu'acquièrent les organes correspondants, s'amplifie la fonction des viscères soumis à l'espèce de massage que les muscles leur prodiguent.

Ainsi, dans les mouvements qui mettent en jeu les muscles externes du thorax, se produit une activité plus grande dans le fonctionnement des poumons. Cette ampliation des mouvements de la poitrine va de pair avec l'augmentation du nombre des respirations, qu'entraîne, comme corollaire immédiat, la rapidité plus grande des battements cardiaques, par suite du lien étroit qui relie la fonction du poumon à la fonction du cœur. Il y a donc des respirations plus amples et plus répétées.

Surmenage physique. — La question des exercices

physiques ne va pas sans celle du surmenage. Il faut nous préserver, il faut préserver l'enfant surtout, de tout surmenage, aussi bien physique que cérébral. Gymnastique corporelle, gymnastique intellectuelle constituent deux pratiques salutaires en tout point; leur contre-partie, le surmenage, aboutit aux plus désastreux résultats.

Surmenage physique et surmenage intellectuel s'additionnent, le premier ne neutralise pas l'autre.

L'excès des exercices physiques est préjudiciable au dernier point à l'organisme, à celui de l'enfant plus encore qu'à celui de l'adulte.

Le fonctionnement musculaire normal active la nutrition, l'urée excrétée augmente de quantité, ce qui témoigne d'une suractivité plus grande des échanges organiques. Mais le muscle, par sa contraction même, élabore des substances toxiques, à côté de l'acide lactique, des dérivés de la myosine, corps encore mal définis et sériés sous le nom de *toxines*. Dans le surmenage, ces produits s'accumulent, l'urine en contient.

A ce moment, l'urée a cédé le pas à l'acide urique, qui semble ne pas être un intermédiaire entre elle et les albuminoïdes alimentaires, mais le dérivé des substances protéiques, des nucléines qui forment les tissus et principalement des leucocytes.

Cette déviation de la nutrition ne s'arrête pas là; on voit apparaître l'albumine en nature dans l'urine, qu'il y ait ou non modification fonctionnelle ou lésion du côté des reins.

C'est en particulier ce qui ressort des études faites sur l'abus des sports dans le jeune âge, bicyclette (P. Legendre) ou autre.

Il y a donc là un écueil à éviter.

Il ne faut pas non plus perdre de vue le danger immédiat qu'il peut y avoir dans l'exercice physique poussé à l'excès. Comme en tout, ici, usage ne veut pas dire abus. Il faut songer qu'il peut y avoir menace de mort ; le cœur, qui reçoit le contre-coup direct du surmenage musculaire, accélère de plus en plus ses battements, dépense toute sa réserve d'énergie jusqu'au moment où vaincu par un travail au-dessus de ses forces, il cède, il se dilate. Le *cœur forcé* aboutit souvent à la syncope ; et pour peu qu'il y ait une tare du côté de cet organe, cette syncope peut se prolonger et devenir mortelle.

On veillera donc à ce que les *exercices physiques* soient *toujours de courte durée*.

Entraînement. — Au surmenage physique il y a un correctif naturel, c'est *l'entraînement*. Il est certain qu'à l'aide d'une méthode, qui gradue sagement et augmente petit à petit la somme des efforts à effectuer, on arrive à pouvoir fournir un travail musculaire parfois considérable, comparé à celui dont on est parti au début.

De cette façon, on peut se permettre d'accomplir une course, dont, sans entraînement, on ne serait sorti que fourbu, et qu'on n'aurait même pas pu achever à moins d'accidents redoutables. Le fait se vérifie chaque jour en ce temps de matchs à outrance.

Mais il ne faut pas oublier qu'on n'obtient ce résultat que grâce à la *continuité absolue de l'entraînement, condition rigoureusement nécessaire*. Sans cela, la perte mange le gain et c'est un perpétuel recommencement.

Or, à cet entraînement, peuvent seuls se soumettre les professionnels et non les amateurs. A de très rares exceptions, l'enfant n'appartient pas au groupe des professionnels. Du reste, il faut dire plus, *l'hygiène, par crainte légitimée de surmenage physique, défend à l'enfant d'être un professionnel.* Par conséquent, il ne sera *jamais question pour l'enfant de match*, de course de vitesse, etc., en un mot, de tout exercice trop violent et trop prolongé.

Les plus fanatiques de nos confrères en fait de sport de toutes sortes, gymnastes, canotiers à la mode d'antan, bicyclistes plus d'actualité, ne vont pas, je pense, à l'encontre de mesures hygiéniques aussi sages. Ils seraient plutôt les premiers à les édicter, de peur que l'abus n'amène une réaction aveugle et irraisonnée, préjudiciable aussi à la santé des enfants.

Exercices physiques proprement dits. — Les principaux exercices physiques en dehors des jeux et de la gymnastique, *équitation, escrime, canotage, cyclisme, ne sont point exercices d'enfants, mais de jeunes gens.* Il y a, en même temps qu'une nécessité d'efforts soutenus, une expérience à acquérir où le raisonnement a trop place.

La *natation*, en dehors d'un exercice salutaire, puisqu'à côté du bain froid il y a l'activité musculaire développée, peut être conseillée ; mais il faut être réservé chez les filles à son propos.

Jusqu'à sept ans, filles et garçons peuvent se livrer aux mêmes jeux et aux mêmes exercices musculaires.

Plus tard, les fillettes doivent se donner du mouvement sans recourir aux exercices violents qu'on peut faire entrer dans l'éducation des petits garçons et des jeunes gens.

Il y a toutefois à réagir contre l'éducation actuellement en cours pour les jeunes filles, qu'on étiole à les tenir renfermées.

Sans le grand air, l'exercice, jeu ou gymnastique, c'est la sauce du civet, où il ne manque que le lièvre.

Jeux. — Les jeux auxquels se livrent les enfants représentent des exercices libres volontaires. La santé de l'enfant leur doit beaucoup. Il faut donc les y encourager, en en surveillant seulement les abus. *Tout jeu doit rester modéré et interrompu.*

Si l'on veut essayer de classer les principaux jeux habituels à nos enfants, on peut prendre pour base les différents mouvements répétés par telle ou telle espèce de distraction physique.

Quelques jeux, comme la *toupie*, les *billes*, n'exercent qu'une région très limitée. La toupie limite son action aux muscles du membre supérieur droit et principalement à ceux de l'épaule et de la main ; les différents jeux de billes ne demandent guère que des mouvements des doigts.

Ce sont donc là des *jeux* pour ainsi dire *sédentaires*, sur place, sans déplacement du sujet ; il n'y a que des changements d'attitude, qu'un passage de la station debout à la station accroupie. Il y a pour l'enfant plus distraction qu'exercice. Aussi ce ne sont point des jeux de la mauvaise saison ; ils ne provoquent pas une activité circulatoire et la production de chaleur nécessaire pour réagir contre le froid ambiant.

Le *croquet* n'exige pas non plus une grande dépense de mouvement, mais il nécessite cependant le fonctionnement de régions musculaires plus variées.

Une seconde classe de jeux comprend ceux pour lesquels l'enfant est obligé à un déplacement incessant et, par conséquent, exerce ses membres inférieurs.

Nombreux sont ces jeux, dont la *course* constitue le principal élément.

L'enfant supporte fort bien l'essoufflement, il ne faut pas, toutefois, permettre la course de vitesse de durée exagérée.

Aussi les jeux, dans lesquels la course s'interrompt à courts intervalles, présentent beaucoup plus d'avantages que la simple course, tels le *cache-cache*, le *chat perché*, les *quatre coins*, les *barres*, le *berger*, les *voleurs*, le *furet*, le *colin-maillard*.

La *danse*, non pas la danse anti-hygiénique de salon, mais les rondes, les sauteries d'enfants en plein air, compte parmi les exercices salutaires où l'action des membres inférieurs prédomine.

D'autres jeux emploient surtout le *saut, saut en longueur, saut en hauteur, saut de mouton, ours,* le saut à cloche-pied, comme dans la *marelle.*

Dans le jeu de *corde,* on ne doit ni exagérer la vitesse des tours de corde, ni prolonger la durée de chaque exercice, sous peine de fatigue nuisible.

Les jeux donnent parfois de l'activité à un plus grand nombre de régions musculaires. Ainsi, dans le *ballon* la *balle au camp,* la *balle au pot,* le *volant,* la *raquette,* les *graces,* le *sabot,* le *cerceau,* les mouvements se combinent de différentes manières : marche, mouvement des bras, etc.

La *balançoire* a contre elle les étourdissements possibles.

Paume, lawn-tennis, cricket, foot-ball et surtout *polo,* même réglementés à la mode française, ne sont *pas* des jeux *pour les enfants,* mais pour les jeunes gens.

Il n'en est pas de même de la *glissade,* du *patinage,* dans lesquels le maintien de l'équilibre met en jeu la plupart des muscles, sans exiger un emploi de force et d'efforts trop considérables.

Gymnastique. — La gymnastique préside à l'exercice méthodique du système musculaire, c'est le jeu raisonné, réglementé.

D'une façon générale, on peut envisager dans la gymnastique deux espèces spéciales d'exercices : ceux qui s'exécutent sans aucun appareil et ceux qui se pratiquent à l'aide d'appareils divers, agrès ou autres.

Dans le premier mode de *gymnastique,* dite à juste titre *hygiénique,* on a surtout recours à des mouvements diversement combinés, ou exercices d'assouplissement.

Tout autre est la *gymnastique* dite *athlétique,* dans laquelle on enseigne aux élèves de vrais tours de force.

Il n'est pas indifférent de faire pratiquer aux enfants l'une ou l'autre de ces deux méthodes.

Il y a dans les décisions à prendre des questions multiples d'âge, de profession future, d'état de santé, de force physique, avec lesquelles on doit toujours compter. On ne peut donner par conséquent que des indications générales, toujours revisables pour tel cas particulier.

S'il faut savoir comment on doit se comporter avec la gymnastique, il faut encore mieux connaître combien et quand on ne doit pas en faire.

L'exercice prématuré arrête la croissance, c'est un fait vérifié chez l'homme comme chez les animaux domestiques qu'on fait travailler trop tôt.

De plus, la répétition irraisonnée des mouvements exagérés dans un sens peut produire des déviations du côté du squelette.

Donc, *chez les jeunes enfants, on doit être sobre de gymnastique aux appareils.*

On ne doit commencer qu'à douze ou quatorze ans la gymnastique athlétique, qui est plutôt une gymnastique de jeunes gens que d'enfants.

Chez les enfants, la gymnastique hygiénique doit se résumer à peu de choses, quelques exercices simples, méthodiques, graduels, qui n'exigent *aucune fatigue musculaire*, sans cela on nuit à l'enfant.

Il ne faut demander à la gymnastique que *d'activer la circulation et la respiration.* La *marche* et la *course* y suffisent. Elle doit servir à assurer *l'ampliation de la poitrine*, qu'on obtient par les mouvements du tronc et des bras.

La gymnastique doit aussi nous donner la *rectitude de la colonne vertébrale.*

Lorqu'on aura fait au commandement des exercices d'assouplissements variés qui font agir alternativement les principaux groupes musculaires par l'exécu-

tion de *mouvements d'extension* et d'*élévation* (fig. 55),
de *flexion* (fig. 56), reproduits d'après les mouvements

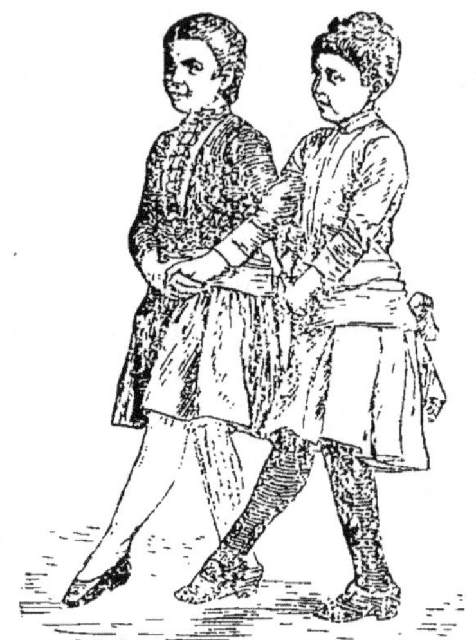

Fig. 55. — Extension de la jambe.

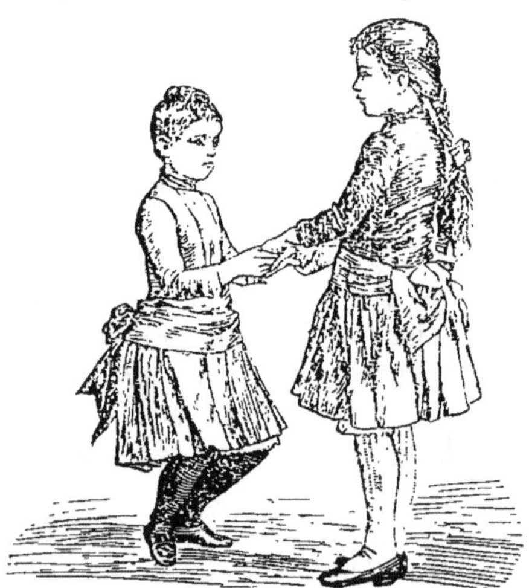

Fig. 56. — Flexion des genoux.

naturels habituels, on aura fait tout ce que réclament
les enfants encore jeunes jusqu'à 12 ans.

On peut y ajouter les mêmes mouvements ou des mouvements analogues avec des haltères, la barre en sphère, les massues ou mils, dont le poids exige le développement d'un effort musculaire plus fort correspondant au poids voulu et à la hauteur de l'élévation (1).

Plus tard, on peut passer graduellement à des exercices faits aux appareils, anneaux, barre fixe, trapèze.

Pour faciliter la graduation des efforts et créer un entraînement, on a inventé des appareils qui dosent pour ainsi dire, la force à développer, tel le *système de l'opposant de J.-L. Pichery* (2).

Dans cette méthode, il est possible de posséder jusqu'à 120 valeurs différentes, dans l'effort musculaire nécessaire à l'exercice. Dans la pratique, on se contente de 20.

L'opposant repose essentiellement sur la propriété de résistance des ressorts à boudin.

D'autres systèmes ont utilisé l'élasticité du caoutchouc, comme dans les appareils Carue, pour arriver avec la gymnastique suédoise(3)à la résistance opposée par le maître de gymnastique ; mais ce n'est qu'exceptionnellement que l'enfant y a recours.

(1) On trouvera des renseignements détaillés et des figures nombreuses sur les exercices gymnastiques dans Angerstein, et Eckier, *La Gymnastique à la maison, à la chambre et au jardin*, 1892, avec 55 fig. — Angerstein et Eckler, *La Gymnastique des demoiselles*, 1892, 1 vol. avec 55 fig. — Couvreur, *Les exercices du corps*. Paris, 1890, avec fig. — Leblond, *La gymnastique et les exercices physiques*, Paris, 1888, avec 100 fig.

(2) J.-L. Pichery. *Gymnastique des écoles, système de l'opposant*, 1890.

(3) Arvid Keligren. *Technique du traitement manuel suédois*, trad. du Dr P. Garnault.

Au point de vue de la pratique de la gymnastique, on doit avoir un point capital toujours à l'esprit. C'est par méconnaissance absolue des règles de l'hygiène que les salles de gymnastique s'enclosent dans des locaux fermés, quelque vastes qu'ils puissent être.

La *gymnastique doit se faire à l'air libre.*

L'individu qui se livre à un exercice musculaire soutenu, comme un escrimeur, possède une nutrition quatre fois plus active qu'au repos.

Les produits qu'il exhale, l'acide carbonique d'abord, mais ce poison humain que Brow-Sequard, d'Arsonval, R. Wurtz ont décelé dans l'air expiré, les exhalations sudorales et autres quadruplent à ce moment.

C'est en quantité quatre fois plus grande que se chiffre le besoin d'air neuf.

La température n'est pas un obstacle, surtout quand elle est basse, l'activité musculaire produit une chaleur suffisante pour réagir; c'est plutôt l'été qu'il pourrait y avoir incommodité.

Vêtements de gymnastique. — Pour se livrer aux exercices de gymnastique, l'enfant ne doit pas garder les vêtements qu'il a sur lui.

Le mieux serait de le dévêtir des pieds à la tête complètement, depuis la chemise jusqu'au pantalon.

Les exigences de la vie en commun et la perte de temps empêchent souvent de prendre une mesure aussi radicale, la seule qui ne force pas l'enfant à rester avec des dessous imprégnés de sueur.

Les habits de grosse toile larges ne valent peut-être pas une chemise de flanelle légère, le jersey ou le tricot de coton.

Tout exercice de gymnastique un peu prolongé devrait être suivi de l'essuyage du corps, et encore mieux de la douche.

VIII. HYGIÈNE DES SENS

La vue, l'ouïe, l'odorat, le toucher, le goût n'arrivent chez l'enfant que tardivement à un développement complet.

L'hygiène des sens doit porter sur trois points principaux, dont chacun a son importance.

Dès les premiers jours, on doit penser à conserver l'*intégrité anatomique* des organes, c'est *l'hygiène* de l'*appareil sensoriel*, prophylactique des maladies qui menacent l'enfant dès la naissance.

Puis, par ordre chronologique, d'autres devoirs s'imposent, qui constituent l'*hygiène de la fonction*, qui veille au bon état du mécanisme de tout le système, et l'*hygiène de l'éducation sensorielle* ou apprentissage, que doit faire l'enfant dans l'usage de ses sens.

D'une façon générale, l'hygiène de l'organe se juge par une asepsie et une antisepsie bien comprises.

L'éducation de ces appareils mérite aussi une bonne direction.

On doit, pendant l'enfance, surveiller les yeux et les oreilles, organes délicats, et qui s'altèrent facilement.

Des lavages boriqués bien faits suffisent.

Pour certains organes, comme pour l'œil, il y a des soins spéciaux, des méthodes systématiques à mettre en œuvre, surtout dans les quartiers populeux et dans les Maternités (1).

Hygiène de la vue

L'hygiène doit surveiller à la fois l'intégrité anatomique de l'œil, le bon fonctionnement de la vision et l'éducation visuelle.

HYGIÈNE DE L'OEIL. — La propreté des régions oculaires empêche des maladies de la conjonctive et de la cornée.

(1) Voir Gillet. *Formulaire d'hygiène collective*. Paris, 1898.

Hygiène de la vision. — Il y a souvent strabisme, pendant les premiers temps, qui disparaît. Le strabisme intermittent s'observe d'une façon presque banale chez les tout jeunes enfants; il ne devient pathologique que plus tard et lorsqu'il persiste. Dans le but de prévenir la loucherie, on veillera à ce que l'enfant ne reçoive pas de lumière trop vive venue latéralement. Les rideaux de lits remplissent cet office, quoiqu'à un autre point de vue, ils servent de réceptacle à la poussière.

Plus tard, la myopie peut se développer, s'il n'y a pas déjà une tendance héréditaire. La prophylaxie de la myopie comporte deux mesures, l'éclairage suffisant des objets, et la grandeur relative de ceux-ci.

Pour la vue, on veillera au bon éclairage du jeune enfant.

Laisser les enfants jouer à la demi-lumière, leur donner des jouets minuscules, leur laisser lire des livres imprimés en caractères trop menus, sont autant de conditions favorables à la création d'une myopie.

Hygiène de l'éducation visuelle. — L'éducation de l'œil associe fonction mécanique et travail cérébral; la sensation devient perception.

On habitue l'enfant à la distinction des couleurs; les vives d'abord, rouge, jaune, bleu, les autres ensuite. On peut dépister le daltonisme dès le début.

Hygiène de l'ouïe

Hygiène de l'oreille. — L'oreille est en contact avec l'extérieur de deux côtés différents : le tympan peut être influencé par deux voies d'infection, par le conduit auditif externe, et par la caisse ouverte dans le pharynx au moyen de la trompe. La propreté et l'antisepsie constituent la meilleure prophylaxie.

Hygiène de l'audition. — L'appareil auditif supposé sain dans toutes ces parties, l'enfant doit le faire entrer en fonction.

Il faut éviter de faire subir à l'organe délicat de l'enfant des sensations trop intenses, qui risqueraient d'en déranger le mécanisme.

HYGIÈNE DE L'ÉDUCATION AUDITIVE. — L'éducation de l'ouïe se lie à celle de la parole. On sait combien chez les *auditifs* la traduction sonore des mots représentatifs des idées joue un rôle capital.

La surdi-mutité congénitale ne compte guère que pour 21 pour 100. Dans la plupart des autres cas, elle paraît évitable, si l'on ne néglige pas de surveiller la fonction.

L'éducation de la fonction auditive devient pédagogique avec l'enseignement de la *musique*. C'est par une graduation méthodique des exercices, qu'on arrive aux résultats désirés.

Il y a encore ici mise en branle de plusieurs fonctions; la musique ne se borne pas à une audition, elle a au contraire pour but l'exécution.

Hygiène du goût, de l'odorat et du toucher.

Ces sens ne se développent que petit à petit chez l'enfant; ils lui fournissent des renseignements que son instinct utilise. Plus tard, lorsque l'intelligence s'éveille, les parents, les nourrices deviennent les éducateurs naturels des jeunes enfants.

On ne prête pas assez d'attention à ces premières notions; souvent, sans aucune méthode, le hasard seul sert de guide. C'est un tort même chez des sujets normaux, c'est une faute lourde chez les jeunes arriérés. Chez ces derniers, il est nécessaire d'éduquer avec soin, chacun des sens, comme il ressort des études de Seguin (1), et de celle de M. Bourneville (2).

(1) Seguin. *Éducation et traitement des Idiots.*
(2) Bourneville. *Comptes rendus de Bicêtre.*

IX. HYGIÈNE GÉNÉRALE DE LA NUTRITION

Après avoir envisagé tour à tour le rôle de l'hygiène individuelle dans les différentes fonctions de l'organisme, on ferait œuvre incomplète si l'on ne considérait point l'hygiène générale de la nutrition, c'est-à-dire si, après avoir fait l'analyse, on n'opérait pas la synthèse.

La nutrition de l'individu résume toutes ses fonctions. L'hygiène générale de la nutrition résume l'hygiène particulière à chaque fonction. Ainsi comprise, l'hygiène de l'individu élargit son cadre. Elle ne prend plus l'enfant comme sujet considéré en lui-même, mais envisagé dans la place qu'il occupe en tant que représentant de l'espèce humaine. L'hygiène de l'individu devient l'*hygiène de l'espèce*, de la race humaine.

C'est à ce propos que se soulèvent les questions d'*hérédité*, de *diathèses*. L'hygiène ici coudoie la thérapeutique. Tantôt, *prophylactique*, elle cherche à prévenir ou à atténuer tout au moins, même avant la naissance de l'enfant, les tares qui pourraient lui venir de ses parents. Tantôt, *curatrice*, elle s'ingénie à neutraliser ou à amoindrir des modifications déjà existantes du fait des générateurs.

Ce rôle de l'hygiène n'apparaît donc pas des moindres, et le médecin d'enfant doit y songer lorsqu'il donne ses soins dans une famille, s'il ne veut pas borner son intervention au seul besoin du moment.

Lorsqu'un enfant naît de parents atteints d'affections ou de troubles nutritifs, héréditairement tous nuisibles, il y a lieu de protéger le jeune sujet contre les mêmes accidents et d'entraver, dans la mesure du possible, les effets de cette hérédité ou de cette transmission pathologique.

Gillet. — Hygiène infantile.   15

Nos connaissances actuelles sur les maladies nous permettent de les comprendre d'une façon très générale dans deux grandes classes : 1° les infections, 2° les troubles de nutrition.

Dans toutes les infections, il y a toujours au moins deux facteurs à considérer, 1° l'agent pathogène, 2° le terrain, c'est-à-dire les conditions, qui exaltent ou atténuent la virulence du germe, qui affaiblissent ou fortifient la résistance de l'organisme. L'hygiéniste doit, pour en établir la prophylaxie, diriger son attention sur les deux points, éloigner le microbe, cause du mal, rendre le terrain impropre à l'implantation de l'agent pathogène ; s'il réussit, il a ainsi entravé l'éclosion de la maladie.

Dans les troubles de nutrition, on n'a qu'à s'efforcer de redresser la viciation des échanges. Ici encore, c'est l'hygiène qui y pourvoit. Ainsi, dans les deux ordres d'affections, l'hygiène tient une place marquée et définie. Dans la lutte contre le microbe, c'est l'hygiène collective qui doit surtout agir, pour l'élévation de la force de résistance de l'organisme, c'est surtout affaire d'hygiène individuelle.

Les pages qui précèdent ont donné en détail des règles d'hygiène applicables aux jeunes sujets supposés sains, en bonne santé. Ces prescriptions subissent forcément quelques modifications à l'état de maladie.

Pendant une affection aiguë, le jeune enfant ne sera certes pas nourri avec la même abondance que lorsqu'il n'était pas malade ; certains aliments lui seront ou refusés ou donnés à l'exclusion d'autres, etc.

Des modifications dans cette même hygiène infantile s'imposent, lorsque l'on se trouve en face de jeunes sujets prédisposés héréditairement à telle ou telle affection, menacés par voie atavique de telle ou telle déviation de la nutrition, ou même déjà atteints de telle affection ou de tel trouble de nutrition. Le délicat est de dépister à temps le moment d'intervenir, mais il y a toujours intérêt à agir le plus tôt possible. L'hygiène individuelle, dans ces cas particuliers, fait plus que de s'appliquer au bon entretien de la vie, elle doit servir à redresser l'écart fait en dehors de la normale ; elle fait presque œuvre de thérapeutique, aussi l'a-t-on appelée parfois *hygiène thérapeutique*. Elle doit opérer une réaction en sens contraire de la déviation nutritive, tout comme pour corriger une déviation rachidienne, l'effort doit tendre en sens inverse.

Il y a une direction toute spéciale à donner à l'hygiène des enfants nés de tuberculeux, de syphilitiques, d'arthritiques, de névropathes, etc. Notre action doit commencer *dès la naissance*, et avant la naissance, *in utero* et avant même *la conception* si possible, avant même l'apparition de symptômes précurseurs ; notre tâche ne fait que s'accroître avec leur apparition.

Pris, pour ainsi dire *ab ovo*, un mal, difficile à attaquer plus tard, peut le plus souvent être conjuré.

Ce chapitre de l'hygiène individuelle chez les jeunes prédisposés et les diathésiques comporte une grande utilité pratique et mérite d'être placé en vedette et non enfoui au milieu des indications du traitement, comme c'est assez souvent la coutume dans les ouvrages sur les maladies des enfants.

Dans cette lutte contre l'influence héréditaire des générateurs, nous verrons les moyens d'action dont nous disposons. Notre intervention pourra déjà se manifester avant la conception et parfois d'une façon très efficace ; par exemple dans la syphilis, elle sera de règle pendant la gestation et aura son indication dès la naissance et pendant un temps plus ou moins long après celle-ci jusqu'à l'obtention du résultat désiré.

Nutrition générale

Chez l'enfant, il y a utilité, et utilité d'autant plus grande qu'il est plus jeune, à se rendre un compte aussi exact que possible de l'état de sa nutrition générale.

Son *poids*, sa *taille*, le bilan de ses *échanges* servent de pierre de touche à cette estimation. La balance nous fournit le poids ; le mètre, la taille. La notion précise des échanges exige des opérations plus compliquées, puisqu'elles comprennent d'une part l'analyse du *liquide urinaire*, celle des *gaz de la respiration*, des *déchets intestinaux*.

Les documents scientifiques sur les échanges nutritifs sont encore assez rares jusqu'à maintenant ; c'est toute une mine à peine exploitée, principalement en ce qui se rapporte d'une façon spéciale au jeune enfant, pour lequel il y a pénurie de renseignements.

Poids, accroissement

Plus l'enfant est jeune, plus souvent on le pèse. Tous les jours d'abord, puis tous les 4 à 5 jours, tous les huit jours, quand il a plusieurs mois.

On ne prend pas en considération le résultat de la pesée, mais la moyenne de la semaine.

Balances. — Pour la pesée, on se sert de balances, dont un des plateaux est disposé pour recevoir l'enfant déshabillé. C'est tantôt un cadre tendu de toile (fig. 57), tantôt une corbeille. On tare l'instrument une fois pour toutes.

Pèse-bébés. — Pour les pesées que le médecin veut faire en ville, il utilise les *pèse-bébés*.

Un des modèles des plus recommandables est celui

de M. le Dr Sutils. En dehors de l'emploi, on l'enferme dans un étui.

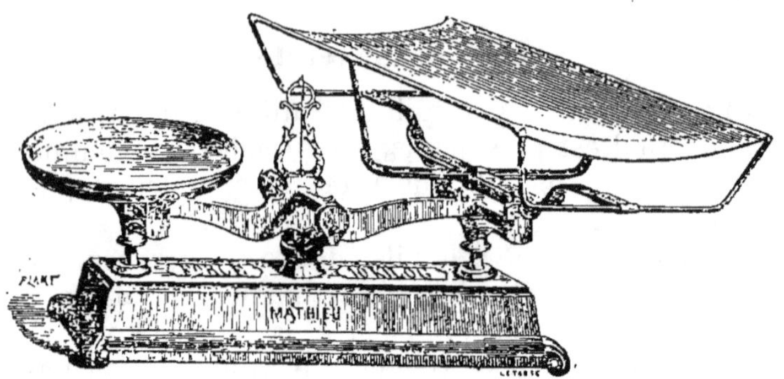

Fig. 57. — Balance pour les pesées des nouveau-nés.

On peut encore se servir de la balance pèse-bébés du Dr Carveaud et A. Aubry (fig. 58).

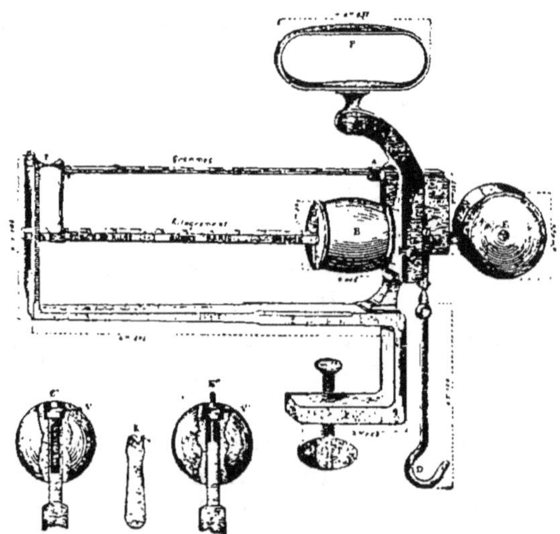

Fig. 58. — Pèse-bébés du Dr Carveaud et A. Aubry.

On fixe l'instrument sur le rebord d'une table au

moyen d'une presse. On suspend l'enfant déshabillé au crochet par l'anneau du lacs que l'on passe sous les aisselles, ou bien on le couche dans un hamac que l'on fixe au crochet. Le poids de ce hamac sera donc en plus du poids réel de l'enfant (on aura à le défalquer).

On fait glisser le gros poids sur la tige horizontale qui indique les kilogrammes ; et, si l'on ne tombe pas juste, on fait glisser le petit poids jusqu'à ce que les deux index soient bien en équilibre et en face l'un de l'autre. Alors on n'a plus qu'à lire en avant des deux contrepoids ce qu'indique en kilogrammes la tige horizontale inférieure, les dizaines de grammes sur la tige supérieure et les unités sur le poids.

A l'état normal, depuis la naissance, l'enfant croît en poids d'une quantité dont la moyenne résulte des innombrables pesées effectuées sur des sujets normaux et dans de bonnes conditions d'élevage.

L'accroissement ne se fait pas, même chez le sujet le plus normal, d'une façon mathématique ; il ne faut donc pas prendre les moyennes d'augmentation de poids journaliers autrement que comme une indication générale. Le tableau (fig. 59) représente le changement de poids pendant les dix premiers jours.

Voici les chiffres adoptés par M. Budin pour cette augmentation quotidienne :

1er mois et 2e mois	. . . . .	25 à 30 gr.
3 — 4 —	. . . . .	20 à 25 —
5 — 6 —	. . . . .	15 à 20 —
7 — 8 —	. . . . .	10 à 15 —
9 — 10 —	. . . . .	5 à 10 —
11 — 12 —	. . . . .	5 à 10 —

L'enfant, qui pèse à sa naissance 3 kil. 250 et 6 kilog. à quatre mois, pèsera 9 kilog à un an et environ 12 kilog à deux ans.

Tous ces chiffres ne représentent que des moyennes, autour desquelles oscillent les sujets normaux.

Ce n'est pas le chiffre journalier qui importe, mais la moyenne. Un jour l'accroissement peut fléchir, être

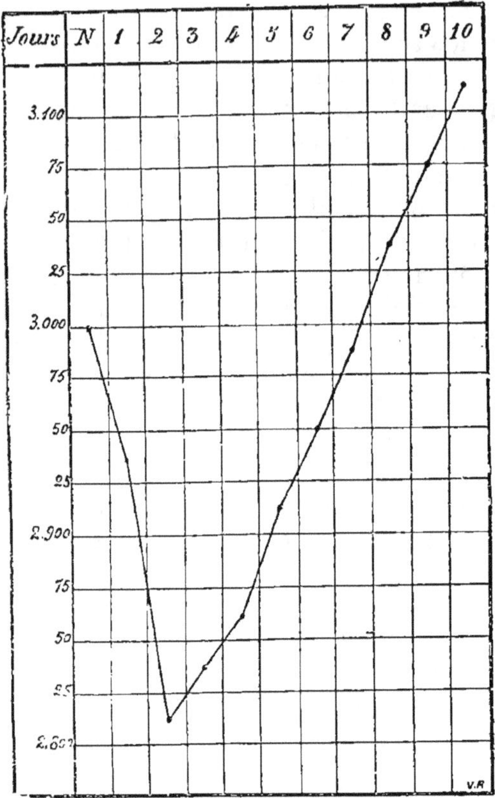

Fig. 59. — Courbe normale du poids de l'enfant nouveau-né pendant les dix premiers jours.

nul même, mais le lendemain, il y a une élévation compensatrice.

Pour le; âges suivants, voici deux tableaux utiles à consulter :

1° *Poids* (Quételet).

	Poids kil.	Accroissement annuel kil
3 ans.	12,470	1,130
4 ans.	14,230	1,740
5 ans.	15,770	1,540
6 ans. , ...	17,240	1,470
7 ans.	19,100	1,800
8 ans.	20,760	1,660
9 ans.	22,650	1,890
10 ans.	24,520	1,870
11 ans.	27,100	2,580
12 ans.	29,820	2,720
13 ans.	34,380	4,560
14 ans.	38,670	4,290
15 ans.	43,620	4,950

2° *Taille :*

	Taille m	Accroissemen: par mois m
Naissance	0,50	
1 mois.	0,54	0,4
2 —	0,57	0,3
3 —	0,60	0,3
4 — :	0,62	0,2
5 —	0,63	0,1
6 —	0,64	0,1
7 —	0,65	0,1
8 —	0,66	0,1
9 —	0,67	0,1
10 —	0,68	0,1
11 —	0,69	0,1
12 —	0,70	0,1

A mesure que l'enfant avance en âge, l'accroissement en taille augmente proportionnellement d'une quantité moindre et petit à petit décroissante.

Quételet donne la taille aux âges suivants :

Age	Taille	Accroissement annuel
	m	m
2 ans	0,80	0,20
3 ans	0,88	0,10
4 ans	0,95	0,08
5 ans	1,01	0,07
6 ans	1.07	0,06
7 ans	1,13	0,06
8 ans.	1,19	0,06
9 ans.	1,25	0,06
10 ans.	1,30	0,06
11 ans	1,25	0,06
12 ans.	1,40	0,05
13 ans	1,45	0,05
14 ans	1,50	0,05
15 ans	1,54	0,04

D'après M. F. Galton, la taille d'un individu serait
égale au tiers de la somme de la taille du père, plus
celle de la mère, plus la taille moyenne de la race.

Composition de l'urine, rapports urologiques

On a, pour se fixer sur l'état des changements nutritifs la composition de l'urine et surtout le rapport des
divers éléments entre eux ou coefficients urologiques.
Jusqu'ici nous manquions de documents précis ; cette
lacune vient d'être comblée par MM. G. Caron de la
Carrière et L. Monfet (1).

Voici, d'après leurs recherches, les deux principaux
rapports utiles à envisager au point de vue de la nutrition infantile.

Rapport azoturique ou coefficient d'oxydation. — Le

(1) G. Caron de la Carrière et L. Monfet. *Étude sur l'urine
normale de l'enfant.* (*Académie de médecine*, 20 juillet 1897.
Revue médicale, 21 juillet 1897, n° 59, p. 33.)

rapport de l'azote total à l'azote de l'urée est le suivant chez les enfants normaux :

Enfant de 15 mois à 5 ans 90,3
Enfant de 5 ans à 10 ans . . . . , . 89,7

Rapport de l'acide urique à l'urée.

Enfant de 15 mois à 5 ans 1/54,3
Enfant de 5 à 10 ans 1/52

Par rapport à l'adulte, l'enfant excrète proportionnellement plus d'acide urique par l'urine, d'après les constatations de E. Pfeiffer (1). La quantité relative diminue à mesure qu'il avance en âge. Cette superproduction urique de l'enfance sert d'argument pour démontrer l'origine de cet acide. Chez l'enfant dont la nutrition se montre plus active et non ralentie, il ne peut représenter un terme d'oxydation moindre des substances azotées, un intermédiaire à l'urée. L'acide urique dérive plutôt de la nucléine en passant par la xanthine, l'hypoxanthine, la guanidine, des principes alloxuriques (Kolish), il provient des tissus et plus spécialement des globules blancs (Kussmaul, Lamblig, Horbaczenski, Lemoine).

On peut aussi consulter le rapport des sels aux autres éléments ou *coefficient de déminéralisation.*

Enfant de 15 mois à 5 ans. 42 0/0
Enfant de 5 à 10 ans. 40 0/0

En somme, la nutrition de l'enfant se fait d'une façon plus active que celle de l'adulte et, plus le sujet est jeune, mieux est utilisée la somme des matériaux de toute nature. La cellule de l'enfant travaille d'une manière plus parfaite que celle du sujet plus âgé.

(1) E. Pleiffer. *Berliner kl. Wochenschrift*, 1889, n° 19 1892, n°s 16, 17, 19, 20.

Chimisme respiratoire

Le chimisme respiratoire rencontre des difficultés d'exécution chez l'enfant; aussi les recherches, effectuées jusqu'ici par MM. Alb. Robin et M. Binet (1), ne portent-elles que sur des adultes. Si l'on préjuge par analogie avec les résultats donnés par l'analyse urinaire, on doit s'attendre à trouver des chiffres proportionnellement plus élevés d'acide carbonique exhalé et d'oxygène absorbé. Mais jusqu'ici on ne peut que se livrer à une hypothèse, sur cette seule base que la nutrition de l'enfant paraît plus active que celle de l'adulte.

Hérédité, atavisme, innéité

La question de l'*hérédité* prime ici toutes les autres.

Cette tendance à la transmission plus ou moins régulière des principaux caractères des générateurs aux produits, des ascendants aux descendants, porte sur tous les systèmes, sur tous les organes.

De même, que les enfants héritent des avantages ou des désavantages physiques ou intellectuels de leurs parents, ils portent aussi en eux les tares familiales. L'empreinte marquée par l'hérédité imprègne l'organisme tout entier ou seulement tel ou tel organe; il y a des tares générales et des tares locales.

Il y a longtemps que l'observation a établi l'hérédité dans les maladies du système nerveux, hérédité qui peut être soit directe, soit croisée; l'hérédité de la tuberculose, du cancer est un fait; son explication seule peut prêter à la discussion.

Mais la tare peut ne porter que sur un organe; la myopie se transmet d'une génération à l'autre; le

(1) Albert Robin et Maurice Binet. *Études cliniques sur le chimisme respiratoire*, 1ʳᵉ partie. *De la respiration normale.* (*Archives générales de médecine*, juin 1896.)

dyspeptique, le dilaté ont des enfants dont l'estomac est le point faible.

Déjà Brown-Sequard et d'Arsonval ont opéré la transmission d'affections provoquées expérimentalement, comme les crises épileptoïdes.

MM. Gley et Charrin de même ont démontré le passage possible de difformités acquises par un générateur sur quelques-uns des produits de la descendance; même preuve a été donnée par M. Weiss (1) pour un seul générateur. L'infection, telle la syphilis, passe des parents à l'enfant. L'immunité peut aussi aller d'une génération à l'autre, pas constamment, mais un certain nombre de fois (Gley-Charrin).

Il y a donc là une véritable puissance, avec laquelle il faut compter, puisque l'accumulation des hérédités pathologiques arrive à la dégénérescence rapide, c'est-à-dire à l'extinction, c'est ce qu'on constate, histoire en main.

L'état des générateurs, au moment de la conception, influe puissamment sur celui des produits.

Un goutteux, aujourd'hui perclus de podagre, pourra ne transmettre à ses enfants qu'un degré léger d'arthritisme, si, au moment de leur naissance, il semblait encore indemne.

On remarque souvent la différence qu'il peut y avoir à ce sujet entre les enfants aînés et les puinés.

Il est donc à désirer que les arthritiques aient des enfants de bonne heure, avant d'être atteints par les grandes manifestations de la diathèse.

Du reste l'enfant, né d'arthritiques vieux, subit deux influences pernicieuses, et par le fait de l'arthritisme et par le fait de la vieillesse des parents.

(1) Weiss. *Transmission de difformités acquises par un seul générateur à sa descendance.* (*Soc. biol.*, 22 janvier 1898.)

La faiblesse des enfants de vieux est d'observation journalière.

L'*atavisme* sert parfois de correctif à l'hérédité, mais il peut aussi annihiler les effets de l'innéité. C'est une force que nous ne pouvons nullement diriger à notre gré. C'est un retour en arrière que nous pouvons enregistrer, mais non entraver.

Mais, à côté de la puissance très manifeste de l'hérédité et à côté de l'atavisme, se dresse, comme contre-poids, une autre propriété de l'être, l'*innéité* (Lucas). Ici ce n'est plus la copie des ascendants, proches ou éloignés, c'est la retouche, l'invention, la création de toutes pièces.

C'est sur l'innéité que se basent toutes les théories évolutionistes; l'idée géniale du transformisme de Darwin en dérive directement.

Ce principe de l'innéité revêt, pour le médecin hygiéniste comme pour l'anthropologiste, une haute signification. A l'hérédité, nous pourrons opposer l'innéité, nous la favoriserons, nous lui fournirons l'occasion de se produire, nous la provoquerons.

Ce sera, en un mot, notre grande force d'action.

L'hygiène ainsi comprise élargit considérablement le rôle du médecin. Il ne s'agit plus seulement de parer au plus pressé, de prescrire tel ou tel médicament indiqué, d'inscrire telle ou telle formule sur une ordonnance. Le médecin doit regarder plus haut; ses conseils, ses soins vont, au delà de l'individu, à l'espèce elle-même, qu'il sauvegarde de dégénérescence; et, humble praticien, il se hausse jusqu'à faire œuvre vraiment sociale.

Mariages consanguins

L'hygiène des jeunes sujets prédisposés soulève la question connexe et préjudicielle des mariages consanguins. Son importance découle des lois mêmes de l'hérédité.

Un fait d'observation domine : les enfants, issus d'un homme et d'une femme liés par des liens étroits de parenté, présentent assez souvent des tares organiques capables d'aller jusqu'aux stigmates les plus accentués de la dégénérescence physique et psychique.

Cette dégénérescence se produit d'autant mieux que les parents sont plus proches parents, cousins germains, par exemple. C'est pour obéir à cette indication, que les lois religieuses ont confirmé la véracité de l'observation et ont usé de leur autorité morale pour interdire ou rendre très difficiles les unions entre parents, que l'antiquité ne réprouvait pas, même dans les limites bien minimes qu'impose aujourd'hui la loi civile.

Le problème ne laisse pas que d'avoir quelque difficulté ; et pour l'éclairer, on s'est inspiré de l'expérience que l'élevage et le croisement des races animales domestiques peut nous fournir. C'est l'expérience *in anima vili*.

Dans ce sens, on constate que la sélection raisonnée, calquée sur la sélection naturelle, donne les meilleurs produits.

On en arrive à montrer que si les sujets issus d'individus consanguins présentent des tares, ces tares résultent du renforcement de la tare héréditaire des deux générateurs, tare de même nature, qui n'a pu que s'additionner ; tandis que deux sujets, même non exempts de tare, peuvent par croisement aboutir à un type relativement pur, parce que la tare d'un des parents a bien pu être neutralisée par l'autre et réciproquement.

On peut appliquer à l'espèce humaine les résultats déductifs de cette longue suite d'expérimentations.

Si le mariage entre cousins germains court risque

de laisser naître des enfants à hérédité chargée, la raison en est dans la rareté de types tout à fait normaux.

Cette rareté ne nous dit pas qu'il y ait impossibilité absolue. Dans certaines de nos provinces françaises, que les chemins de fer ne fréquentaient pas, qui sans grandes relations avec le reste du pays, étaient privées de moyens de faciles communications, le type s'est conservé assez pur, malgré les nombreux mariages consanguins, dont la trace subsiste encore aujourd'hui décelée par la fréquence des noms patronymiques similaires.

Cet isolement leur permettait d'échapper dans une grande mesure à deux puissantes causes de dégénérescence de l'espèce : la syphilis, l'alcoolisme ; on pourrait y joindre le surmenage intellectuel.

C'est donc toujours le principe de la sélection qui règne en maître sur l'avenir de l'espèce et de la race, aussi bien chez l'homme que chez les animaux.

L'hygiéniste doit chercher à faire entendre sa voix dans ce sens, quelle que soit, le plus souvent, la grande difficulté de mettre le fait en pratique, avec nos mœurs actuelles et le courant d'idées modernes qui ont fait perdre au médecin la confiance des familles.

Il y a cependant là un danger social réel dans la procréation multiple d'êtres mal venus et tarés : mais ce danger se double encore d'une menace de dépopulation. La famille qui dégénère, s'épuise, s'éteint ; la dégénérescence aboutit à la stérilité. C'est le remède naturel qui sauvegarde l'espèce, comme la race, par la suppression des sujets dégénérés ; mais s'il garantit la pérennité de l'espèce, ce n'est pas sans faire largement la part du feu.

Si l'on en croit les faits rapportés par certains anthropologistes, le mariage d'inclination aboutirait en somme à une sorte de sélection naturelle.

On devrait donc. au nom de l'hygiène, désirer que ces sortes d'union se multipliassent aux dépens des mariages d'intérêt. Et si, d'après notre grand poète comique, la raison n'est pas ce qui règle l'amour, ce serait du moins l'instinct.

Tant mieux, si c'est là un moyen naturel, propre à entretenir le bon état de la race.

Peut-on demander plus? Il paraîtrait qu'aux États-Unis, l'état de l'Ohio proposerait une loi exigeant l'examen médical par trois médecins des deux futurs conjoints. La permission de s'unir dépendrait absolument du résultat de cette espèce de conseil de révision.

Hygiène des prédisposés syphilitiques et des jeunes syphilitiques

L'enfant de syphilitiques, par suite de son hérédité même, et quoiqu'il arrive, c'est-à-dire qu'il présente ou non des signes d'accidents spécifiques, naît avec une taré dont on devra toujours tenir compte. Cliniquement et même scientifiquement, on ne peut prévoir l'avenir de l'enfant sain d'apparence, mais né de syphilitiques.

On a donné, cependant, comme signe de syphilis héréditaire latente, une baisse prolongée et rapide de poids pendant les quatre premiers jours. Au lieu de perdre environ 150 grammes dans les deux premiers jours, l'enfant diminue de 100 grammes environ par jour, et en quatre jours d'un total de 350 à 400 grammes. Il peut y avoir des tendances à la rémission, une remonte passagère de la courbe des poids (1).

Un autre type de courbe, beaucoup plus rare, consisterait dans un état stationnaire, qui se traduit

____

(1) H. Pouzol. *Diagnostic et traitement de la syphilis héréditaire latente chez le nouveau-né.* Thèse, Paris, 1894.

par un tracé plus ou moins horizontal, qui *fait plateau* (Boissard)(1).

Tout ce qui concerne la prophylaxie de la syphilis, a été reporté au *Formulaire de l'hygiène collective*, pour ne pas scinder la question de la syphilis chez l'enfant, soit héréditaire, soit acquise (2).

Pour la catégorie des enfants nés de syphilis, les règles diverses d'hygiène s'imposeront d'une façon plus rigoureuse encore que pour les autres enfants ; mais à bien des points de vue, sauf affaire de plus ou moins, ils restent soumis aux mêmes prescriptions. Leur hygiène privée doit être une hygiène stricte, et voilà tout. Il n'y a de particularités intéressantes qu'au point de vue de leurs rapports avec les autres, et surtout avec la femme qui doit les allaiter, ou le mode d'allaitement qui leur est permis, pour éviter la propagation de leur syphilis.

Dans l'allaitement des nourrissons syphilitiques, on pourrait distinguer deux cas, soit que l'enfant soit déjà syphilitique, ou qu'il ait chance de le devenir, soit qu'il paraisse devoir rester indemne ; mais il est difficile de supputer ces chances.

Pour un tel enfant, l'*allaitement* aura lieu exclusivement *par la mère*, ou à défaut *par un animal*, ânesse, chèvre, jument, au pis même.

Nourrices syphilitiques. — Pour les petits syphilitiques, on a essayé, et M. Sevestre entre autres, l'élevage par une *nourrice syphilitique*.

Il y a discussion à ce sujet. Peut-être n'a-t-on pas assez approfondi les questions, et par suite d'une expérience forcément restreinte a-t-on parfois raisonné sous la suggestion inévitable de faits particuliers.

(1) A.-L. Boissard. *Syphylis et nouveau-nés.* (*Journal des praticiens*, 24 janvier 1898.)
(2) H. Gillet. *Hygiène infantile collective.*

Il y a, malgré tous les progrès faits dans ces derniers temps au point de vue de l'allaitement artificiel, une telle différence entre celui-ci et l'allaitement au sein, qu'on doit s'efforcer de ne pas priver du sein le nourrisson issu de syphilitiques.

Il semble qu'on puisse, à propos des nourrices syphilitiques, poser les deux règles suivantes :

1º La nourrice syphilitique, sauf le fait d'avoir la syphilis, devra répondre à toutes les conditions exigées d'une nourrice indemne de vérole.

2º Elle devra en plus répondre aux conditions posées aux syphilitiques qui veulent se marier.

De cette façon, par la première règle, on assure que la nourrice jouit d'un bon état de santé actuelle, qu'elle n'est pas débilitée.

La seconde exige qu'on n'accepte qu'une femme dont la syphilis a de la date, et qui est indemne d'accidents récents.

Le biberon avec le *lait stérilisé* sera la ressource ultime.

Le virus porte son action sur l'organisme tout entier, avec prédominence sur tel ou tel système, selon les sujets; mais on ne peut prévoir d'avance le point d'élection.

Nous ne connaissons pas assez les déviations nutritives pour y obvier.

Notre attention devra porter sur l'évolution dentaire souvent défectueuse, surtout à la seconde dentition, sur le retard possible des facultés intellectuelles. L'influence sur la nutrition générale peut entraver la croissance; le nanisme se rencontre fréquemment, il se double le plus souvent d'infantilisme, avec arrêt général du développement, portant sur tout l'individu, sur les organes sexuels en particulier. Dans ce cas, c'est un moyen naturel d'arrêter la transmission de tare héréditaire par la stérilité du sujet.

Hygiène des prédisposés tuberculeux et des jeunes tuberculeux, scrofulo-tuberculeux, lupeux.

Lorsqu'il s'agira de l'hygiène collective (1), on verra les mesures de prophylaxie mises en œuvre pour empêcher la contagion ; mais, en dehors du microbe pathogène, il y a le terrain.

Pour certains auteurs modernes, ce terrain représente le point important ; sans la prédisposition, l'infection ne peut s'implanter.

On n'a donc pas tout fait en cherchant à écarter le microbe, d'autant qu'on ne peut, avec la vie actuelle, les rapports sociaux continuels, la promiscuité des villes, être sûr que notre surveillance ne sera pas en défaut un jour ou l'autre.

Empêcher l'arrivée du microbe est bien, mais d'une façon absolue, en pratique, il est assez difficile de le faire ; rendre l'organisme réfractaire à son égard est mieux, puisqu'ainsi le microbe devient presque partie négligeable, son implantation dans l'organisme n'est plus possible. Une hygiène bien dirigée peut nous faire espérer d'arriver à ce but.

Voyons donc comment nous sommes armés.

On connaît, tout au moins chez l'adulte, surtout depuis les travaux de M. J. Gaube, la déviation spéciale imprimée à la nutrition par la tuberculose.

Le sol du tuberculeux est faiblement acide, pauvre en chlorures, il fait sa nutrition aux dépens de la potasse et de la chaux. Il se déminéralise. Chez lui, il y a superproduction, gaspillage d'azote. A l'état normal, les déchets azotés restent inférieurs aux minéraux ; 1 gramme de matière minérale correspond à 0,74 d'azote, dont 86 p. 100 d'azote utile ; chez les tuberculeux, 1 gramme de matière minérale entraîne 0,884 d'azote, dont 0,71 utile ; c'est-à-dire qu'il consomme

_____

(1) Gillet. *Formulaire d'hygiène infantile collective.*

en 19 heures ce que l'homme sain met 24 heures à consommer.

Cet état de surnutrition dicte les indications.

L'alimentation devra lui fournir des chlorures de potassium et de calcium, auxquels on adjoindra ceux de sodium et de magnésium. La caséine, la viande, lui fournira l'azote. On y ajoutera une ration de graisse et de féculents.

Nourrisson. — L'enfant né de parents tuberculeux devra toujours être *nourri au sein*, par sa mère si elle n'est pas tuberculeuse, mais garé de tout contact paternel, condition difficile à remplir. Autrement une bonne nourrice éprouvée, soit sur lieu et mieux en pleine campagne, si l'on avait la certitude d'une excellente et intelligente direction.

C'est en effet *à la campagne*, que doit vivre le prédisposé tuberculeux. Pour lui, c'est dans l'*émigration urbi rurale* (Verneuil), qu'est le salut. La vie urbaine est surtout pernicieuse, M. le professeur Hutinel (1) nous a montré que les enfants assistés, nés de parents morts de tuberculose à l'hôpital, donnent un chiffre restreint de tuberculeux, parce qu'ils sont placés à la campagne.

On veillera d'une façon permanente à *éviter* pour lui surtout la *rougeole* et la *coqueluche*, la *grippe* aussi, affections qui peuvent se compliquer de tuberculose, principalement chez les prédisposés. Choisir les compagnons de jeu, pour écarter les sujets victimes de tuberculose.

Sevré et plus âgé. — Continuer la vie à la campagne, très longtemps en plein air, régime abondant, graisses, féculents, viande crue.

Régime. — Voici à titre de renseignement un document utile à consigner, pour la direction de l'ali-

(1) Hutinel. *Congrès de la tuberculose*, 1891, p. 334.

mentation des *enfants tuberculeux*, c'est la ration journalière consommée par les petits malades à l'hôpital d'Ormesson de l'OEuvre des Enfants tuberculeux, d'après M. le Dr R. Blache :

Potage varié	
Pain	150 à 200 gr.
Viande.	125 à 150 —
Légumes et fruits (pommes de terre, haricots, pois. lentilles, pâtes alimentaires).	4 à 7 décilitres
Vin ou lait	1/6 de litre

ADMINISTRATION. — Cette ration quotidienne se répartit entre les différents repas suivants :

Petit repas du matin : Soupe, café au lait ou chocolat (1/4 ou 1/3 de litre de lait).

Déjeuner de 11 heures : Menu varié, viande et légume.

Petit repas de 3 heures et demie : Pain à discrétion et un quart de litre de lait.

Dîner de 6 heures : Menu varié, viande et légumes (Voir aussi page 197).

L'alimentation des jeunes enfants prédisposés à la tuberculose, comme celle des tuberculeux avérés, présente le contre-pied de celle des prédisposés arthritiques. On tend avec intention à en faire des arthritiques.

Dans les conseils que M. le professeur Grancher donne sur le régime des tuberculeux, il nous prévient de cet inconvénient de la méthode de suralimentation. Quelques jours de diète relative, l'usage d'aliments légers, au besoin un purgatif remet tout dans l'ordre.

La viande crue pulpée, le riz bien cuit, les graisses sous toutes formes, constituent les aliments de choix.

Aguerrir au froid progressivement, par l'hydrothérapie.

Retarder la mise en classe. Pas de surmenage intellectuel.

Exercice physique sans fatigue, et surtout gymnastique pulmonaire méthodique, raisonnée, progressive, dont l'importance a été mise hors de doute par M. F. Lagrange.

La vitalité d'un organe se développe parallèlement à l'activité de son fonctionnement. Il y a déjà longtemps que de Blainville a énoncé son axiome : c'est la fonction qui fait l'organe. Cette vérité se justifie pleinement pour le poumon. Avec M. F. Lagrange, on peut faire remarquer, au point de vue spécial de l'organe de l'hématose, la moindre résistance des sommets, parties du poumon qui fonctionnent moins, la fréquence de tuberculose chez les sourds-muets, non éduqués par la méthode phonétique, l'abaissement du taux de la morbidité et de la mortalité par tuberculose chez les sourds-muets, entravée par la méthode phonétique.

La gymnastique pulmonaire comprend deux ordres d'exercices, des exercices généraux et des exercices spéciaux.

Par ses exercices généraux, elle rentre dans la gymnastique ordinaire.

Par la marche seule et la course, l'activité pulmonaire s'accroît. Il y a dans un même temps trois fois plus d'air introduit par le même individu qui marche ou court que lorsqu'il reste immobile ou couché. Il passe donc dans ces conditions, trois fois plus d'oxygène dans son poumon et le sang en bénéficie d'autant.

(1) F. Lagrange. *La gymnastique respiratoire et les tuberculeux.* (*La tuberculose infantile,* nᵒ 1, 2, février, mars 1898.)

Une autre conséquence, non moins importante pour le sujet qui nous occupe, résulte des constatations d'une grande portée pratique.

Par l'exercice musculaire méthodique et graduellement soutenu, se produit une augmentation réelle du volume pulmonaire, par le déplissement régulier de toutes les alvéoles pulmonaires.

A côté de ce résultat, on en note un autre, le ralentissement relatif des mouvements pulmonaires. ainsi 10 au lieu de 12 ou 14, c'est-à-dire l'absence d'essoufflement correspondant avec une amplitude plus grande des mouvements respiratoires.

Il y a déjà quelque temps que M. Marey relevait chez les élèves de l'École militaire de gymnastique de Joinville, au bout de six mois d'exercices, l'augmentation du périmètre thoracique pouvant dépasser 5 à 6 centimètres.

Si nous ajoutons en plus tout ce que nous avons dit au chapitre qui traite des exercices musculaires en général, nous voyons qu'en dehors du coup de fouet local donné au poumon, à l'augmentation de la vitalité, nous devons ajouter l'effet général sur tout l'organisme, dont la nutrition s'active.

On voit ainsi tout ce que l'exercice, obtenu par les manœuvres habituelles de la gymnastique, peut donner comme supplément de résistance aux jeunes sujets prédisposés à la tuberculose.

Mais en plus, et à côté de la gymnastique ordinaire, existe une gymnastique pulmonaire vraie.

Par des exercices dirigés méthodiquement, il est possible de mettre en jeu d'une façon plus directe, le fonctionnement du poumon.

Cette gymnastique pulmonaire vient ajouter ses effets salutaires à ceux de la gymnastique ordinaire chez les sujets qui peuvent se livrer aux deux ordres d'exercices; elle fait seule les frais de la revivification de l'organe, quand la gymnastique habituelle, par la faiblesse même du sujet, ne peut momentanément pas être poussée assez loin pour fournir un résultat appréciable.

Cette gymnastique pulmonaire concentre ses différents exercices sur les mouvements mêmes du thorax avec ou sans l'adjuvant de mouvements simultanés des membres supérieurs ou même inférieurs.

Pour ces exercices, tantôt on fait opérer la bouche fermée, tantôt au contraire on accompagne les exercices de chants rythmés.

Il y a déjà une *gymnastique respiratoire naturelle*. Bailler, tousser, éternuer, rire, chanter, siffler, représentent autant d'exercices instinctifs qui activent la ventilation pulmonaire.

A ces actes naturels, dont on peut volontairement provoquer la fréquence, se joint la *gymnastique pulmonaire*, méthode kinésithérapique spéciale, du domaine de la thérapeutique.

En dehors de l'amplitude des mouvements respiratoires, par suite de l'aspiration dans une atmosphère de haute pression, on utilise aussi l'oxygène.

Hygiène des prédisposés arthritiques, obèses.

Au point de vue de l'hygiène individuelle, le médecin a mission d'intervenir chez les descendants d'arthritiques, pour atténuer chez eux le développement de la diathèse héréditaire.

Que, l'enfant manifeste par quelques symptômes qu'il est déjà plus que candidat, ou qu'il n'en soit qu'à la première période d'état latent, l'hygiène du sujet demande les mêmes prescriptions avec un degré de sévérité plus ou moins accentué selon les circonstances. Le jeune arthritique, présent ou futur, se révèle à l'observateur par certains caractères.

Chez le jeune prédisposé à l'arthritisme. la peau montre fréquemment des éruptions eczématodes ; du côté du système nerveux, il y a tendance à l'excitation, aux convulsions, spasmes divers, spasme glottique, etc.

L'obésité, le diabète, la migraine, la gravelle, résultent le plus souvent du mauvais fonctionnement gastrique, d'un estomac dilaté. Les sujets sont des constipés, quelquefois avec débâcle alternative et colite entero-membraneuse. Chez les arthritiques lymphathiques, il se fait des poussées sur les voies aériennes.

Chez le jeune arthritique, les coefficients urologiques au lieu de se maintenir dans des rapports supérieurs deviendraient ceux de l'adulte d'une façon générale. La nutrition normale de l'adulte constitue pour l'enfant une *nutrition retardante* (1).

Cette déviation de la nutrition indique le sens dans lequel on doit essayer d'agir par le régime d'une part, et par les autres moyens qui ont prise sur la nutrition générale.

Il faut, chez les arthritiques, considérer ce que deviennent les deux rapports urologiques importants, d'un côté le coefficient d'oxydation ou rapport azoturique, c'est-à-dire l'utilisation des substances azotées, de l'autre le coefficient de déminéralisation ou rapport des substances azotées aux substances minérales éliminées.

Dans cet ordre d'idées, nous ne possédons guère de documents pour la période infantile. Nous sommes forcés de nous appuyer sur les constatations faites chez les adultes. Il y a là une lacune à combler. En attendant, on peut par analogie se servir des faits bien étudiés chez l'adulte par M. J. Gaube.

(1) P. Le Gendre, *in Traité des maladies de l'enfance* de Grancher et Comby.

Pour cet auteur(1), il y a entre les matières organiques et les substances minérales de l'organisme un lien très étroit sous forme de combinaisons.

Chez l'arthritique, à mesure que l'état diathésique s'accentue, il y a une tendance de plus en plus marquée à ce que l'azote total baisse par rapport aux sels.

Tandis qu'à l'état normal, on a en moyenne :

Azote total 15,24
Matières minérales 18,50

On obtient chez l'arthritique, à la première période, au début des manifestations diathésiques :

Azote total 14,58
Matières minérales 24,78

Et plus tard, à la seconde période :

Azote 11,10
Matières minérales. 18,80

Le sol arthritique est très acide, riche en chlorure. La déperdition se fait surtout en soude et en magnésie.

L'arthritique neurasthénique fait de l'albuminaturie phosphaturique, sous forme d'albumino-phosphate magnésien.

Cette albumine combinée appartient au groupe des globuline-caséine. Il y a perte de soufre.

Il peut même se créer de toutes pièces un état pathologique spécial, sur la nature duquel on discute encore, une albuminurie intermittente à cycle diurne, chez des jeunes sujets de souche arthritique. Les études par M. le professeur Tessier de Lyon et M. le Dr Merley sur cette albuminurie prégoutteuse datent déjà de 1887.

Cette albuminurie souvent légère, toujours cantonnée à quelques moments seulement de la journée,

(1) J. Gaube. *Sol animal. Sol des arthritiques, nutrition retardante. Sol des tuberculeux. Amendements en thérapeutique.* (*Bulletin général de thérapeutique,* 1896.)

ne se révèle souvent par aucun symptôme marquant. Elle a besoin d'être recherchée systématiquement. Le meilleur moyen de la dépister est de faire l'examen fractionné des urines, c'est-à-dire de rechercher l'albumine non pas dans le mélange des urines des 24 heures, mais dans chacun des différents échantillons excrétés dans la journée. Quand on opère ainsi, on décèle bien souvent des albuminuries méconnues sans cette précaution.

D'après M. J. Gaube, on peut coter ainsi la nutrition de l'arthritique :

A l'état normal : 1 gr. de matière minérale $= 0,74$ Az, dont 86 pour 100 utile.

Chez l'arthritique : 1 gr. de matière minérale $= 0,546$ Az, dont 47,5 pour 100 utile.

Il lui faut donc 30 heures et demie pour faire le même travail organique que le sujet normal effectue en 24 heures. C'est donc bien une nutrition retardante.

Ce ne sont là que les premiers jalons posés sur une voie à peine ouverte, surtout en ce qui regarde les jeunes enfants. Ces quelques notions n'en sont pas moins très précieuses, puisqu'elles nous mettent sur la piste à suivre.

De plus, l'arthritisme, la nutrition retardante, peu importe, mots surannés ou modernes, dont on baptise la déviation nutritive en question, acquiert aujourd'hui une importance considérable par le nombre colossal de sujets qui le présentent.

On peut dire qu'avec les mœurs actuelles surmenés au physique et encore plus au moral, les citadins y tendent forcément.

Si nous voyons le danger, nous devons nous efforcer d'y parer et cela le plus tôt possible, dès l'enfance.

Contre nous se dresse l'hérédité. Elle n'est pas inéluctable.

Si les mariages n'étaient pas le plus souvent, dans

les hautes classes, une alliance de sacs d'écus, nous pourrions, par nos conseils, en réprimer la puissance.

L'atavisme permet parfois de rayer d'un coup tous les progrès faits en mal pendant une ou même plusieurs générations ; mais elle peut aussi annihiler toute amélioration acquise.

Nous pouvons par l'hygiène bien conduite appeler à notre secours l'innéité, cette faculté créatrice de tout être vivant, qui le dote de caractères nouveaux qui ne procèdent plus des générateurs.

Ici notre action reste indubitable, mais c'est plus qu'un libellé d'ordonnance qu'elle exige, c'est une surveillance continuelle et assidue du sujet. Cette partie de notre ministère ne peut s'exercer efficacement qu'en ville et dans les familles qui nous accordent, à leur grand bénéfice, toute leur confiance.

Pour les jeunes arthritiques, qui sont légion, notre action est manifeste, nous pouvons diriger leur nutrition vers l'état normal, pour cela nous avons l'*hygiène alimentaire* et l'*hygiène musculaire et cérébrale.*

Quoique l'uricémie ne représente qu'un facteur dans le ralentissement de la nutrition, au point de vue qui nous occupe, il est utile de remarquer que l'acide urique diminue par l'exercice musculaire, de même par un régime végétarien. Mais il ne faut pas oublier que la fatigue l'augmente, de même que le régime carné, et le travail intellectuel. Ce sont des indications précises qui dictent la voie à suivre.

Régime. — Dans la fixation du régime alimentaire chez les prédisposés arthritiques, on peut se baser sur l'existence du ralentissement de nutrition et sur la mauvaise utilisation des *substances azotées* pour faire porter sur eux la *réduction*, tandis qu'on *augmente* la quantité des *légumes verts* et des fruits.

En Allemagne, sous le nom de *Luxus Consumption,*

on désigne cet état d'arthritisme acquis, causé par l'excès de la bonne chère.

L'arthritisme de l'enfant procède presque toujours de celui des ascendants proches ou lointains. Il y a cependant place, dans quelques cas bien plus rares, pour un arthritisme acquis, et c'est la suralimentation qui le crée, et principalement la suralimentation azotée.

En tous cas, cette surabondance d'azote aggrave et avance les manifestations de la diathèse.

Voici, résumé en tableau, le mode d'alimentation du candidat arthritique.

Régime des jeunes arthritiques

chez les nourrissons.

Au sein de préférence.

Au biberon, veiller à l'espacement des tétées ; *lait stérilisé.*

chez les enfants de 2 à 5 ans.

Boissons
- *Lait* le plus longtemps possible.
- *Eau* de bonne qualité ou infusion anodine (houblon, tilleul, etc.).
- *Boissons alcooliques légères* coupées d'eau, bière, cidre, vin.
- *Interdiction absolue* de café, de thé (sauf comme médicaments).

Aliments
- farineux en quantité modérée, surtout chez les obèses.
- Légumes verts.
- Fruits.
- OEufs.

Viande
- Une seule fois par jour et encore pas tous les jours, voilà un des principes importants de l'alimentation chez les jeunes arthritiques.

Pour ces enfants, il doit être carême en tout temps.

La ration journalière d'azote dans la nourriture du prédisposé reste donc au-dessous de la normale.

La sobriété est pour l'arthritique le premier commandement de l'hygiène.

16.

A côté du régime doivent figurer les *exercices physiques*, qui activent la nutrition, la *vie en plein air* et la modération du côté de la mise en jeu des centres nerveux.

Hygiène des prédisposés nerveux et des jeunes névropathes.

Les enfants issus de parents atteints d'affection du système nerveux, de quelque nature qu'elle soit, demandent des précautions spéciales.

Les hystériques, les épileptiques, les alcooliques, les paralytiques généraux, les aliénés, etc. donnent souvent naissance à des enfants plus ou moins marqués du sceau de la dégénérescence, de la tare nerveuse héréditaire.

On relève chez ces sujets les stigmates physiques ou somatiques de cette dégénérescence : anomalies de la dentition, déformation ogivale du palais, asymétrie faciale, défaut de forme ou asymétrie des oreilles, thorax en entonnoir, pieds bots, becs de lièvre, double tourbillon d'implantation pilaire au cuir chevelu, etc.

Les stigmates psychiques les accompagnent souvent : excitation cérébrale, retard de la marche, retard ou trouble de la parole, propreté tardive, onanisme, onycophagie, etc.

Dans les cas d'hérédité peu chargée tout reste à l'état d'esquisse, mais la tare quoique fruste n'en existe pas moins, et si l'on n'y prend garde elle peut s'aggraver si l'on donne une mauvaise direction à l'éducation de l'enfant.

Chez ces enfants, on comprend qu'il faille avant tout insister sur l'*hygiène cérébrale* (v. page 233).

Pour le reste, régime, etc., les prédisposés nerveux seront traités comme les arthritiques, arthritisme et nervosisme forment les deux branches d'une même famille, la famille nervo-arthritique.

Hygiène des lymphatiques.

Lorsque nous parlons de sujets lymphatiques, nous nous entendons assez bien. Les faits d'observation nous en montrent la réalité. Nos anciens concevaient une diathèse lymphatique ; plus près de nous, M. le professeur Jaccoud a même réuni sous le nom de *diathèse lymphogène* tous les états morbides du système lymphatique.

Certaines écoles, celle de Vienne entre autres, se montre intransigeante à ce sujet et demande chaque fois qu'on lui parle de diathèse de lui en donner l'analyse chimique.

Nos connaissances ne vont pas tout à fait jusque là pour le lymphatique, mais nous possédons toutefois quelques notions utilisables à ce sujet.

Le débat entre médecins s'est aussi ouvert sur l'origine réelle de cet état particulier de l'organisme.

Pour les uns, il y a dans l'enfant une prédisposition très nette à ce qu'on dénomme *lymphatisme*. Tout enfant est un lymphatique au petit pied, il n'a qu'un pas à franchir pour le devenir, et c'est le cas fréquent.

Pour d'autres, comme le soutenait M. le Dr Sabouraud, le lymphatisme (je ne dis pas état lymphatique, car *status lymphaticus* signifie en Allemagne hypertrophie ou persistance du thymus,) ne préexiste pas, ce n'est que l'aboutissant de l'infection. L'enfant n'est pas lymphatique parce qu'il a de l'impetigo, mais il devient lymphatique parce qu'il a de l'impetigo. Ce que nous appelions *diathèse* n'est que l'effet de l'infection, la manifestation des séquelles de celle-ci sur le système lymphatique. C'est l'ordre inverse à celui que nous pensions d'après les classiques. C'est le rôle de cause à effet renversé.

Pour nous, hygiéniste, ce n'est pas pure querelle de mots ; toutefois notre action évoluera un peu de même façon qu'on admette l'une ou l'autre des deux théories. Nous serons toujours en face de deux problèmes à résoudre : 1° protéger l'individu en question contre l'infection ; 2° chercher à combattre la modalité spéciale de l'organisme, sa tare particulière.

Cependant, d'après la seconde théorie, c'est surtout contre l'infection génératrice de tous maux que nous devons diriger nos efforts.

A ce point de vue, nous n'avons plus besoin d'être entraînés ; notre siège est fait depuis longtemps. Nous ne sommes donc que plus raffermis dans la ligne de conduite à tenir.

Reste toujours l'organisme modifié de la façon que 'on connaît depuis longtemps, tout au moins comme fait d'observation journalière, et plus récemment dans quelques-unes de ses modifications intimes. Nous avons donc à parer au lymphatisme, soit qu'il précède, soit qu'il suive l'infection.

Aujourd'hui on sépare le lymphatisme de la scrofule.

La bactériologie a montré la nature tuberculeuse des manifestations scrofuleuses. Il y a peut-être cette particularité que les tuberculoses externes, anciennes scrofulides, semblent les produits d'un virus plus ou moins atténué, soit par la qualité (Arloing) ou la quantité (Nocard) de germes, soit par la vaccination du sujet (Marfan). L'action reste en surface, se localise, ne pénètre pas, du moins d'une façon habituelle, car l'infection générale peut s'observer.

La ressemblance clinique des scrofuleux aux lymphatiques corroborerait la remarque de M. Sabouraud, que le lymphatisme procède de l'infection.

On a, dans ces derniers temps, soulevé à propos du lymphatisme, la question de l'adénoïdisme (Gallois).

D'après M. H. Huchard (1), adénoïdisme et lymphatisme font deux. Le lymphatisme adénoïdien sort
déjà de l'état diathésique ¡pour entrer dans l'état pathologique. Il semble y avoir seulement dans les deux
cas un fond commun ; mais avec l'adénoïdisme, il y a
quelque chose de plus greffé sur le terrain.

Quoi qu'il en soit, il ne s'en suit pas moins qu'au
point de vue pratique, le seul utile en l'espèce, nous
nommons *lymphatiques*, à tort ou à raison, des sujets
à tare organique, à nutrition languissante.

Quelle que soit la cause et l'origine de cette tare, il
faut nous efforcer de la modifier. L'hygiène a dans
cette lutte un rôle prépondérant à jouer. On peut le
résumer en quelques mots.

On doit pour les lymphatiques faire l'application
stricte de toutes les règles d'hygiène sans exception.

Pour eux, la bonne direction de l'alimentation s'impose ; leur régime s'inspire un peu de celui du tuberculeux. Le prédisposé tuberculeux revêt souvent l'aspect d'un lymphatique.

Au lymphatique citadin il faut ordonner l'*exode
urbi-rurale* (Verneuil). C'est à la campagne, à l'air
libre, qu'il doit vivre, près de la mer ou près des bois.

L'hydrothérapie lui donnera l'endurance qu'il n'a
pas ; l'exercice, la marche, la gymnastique fortifie-
ront avec ses muscles tous ses organes.

Hygiène de prédisposés divers.

Prédiposés cancéreux. — D'après Crocq de Bruxelles,
le régime carné serait une cause de cancer. Il y aurait là une indication pour combattre l'hérédité.

Prédisposés lépreux. — Les enfants issus de lépreux
devront être surveillés d'une manière analogue aux
enfants tuberculeux.

(1) H. Huchard. *A propos du lymphatisme* (Soc. de thé-
rap. 20 janvier 1898.)

TABLE DES MATIÈRES

ANGERS, IMP. DE A. BURDIN, 4, RUE GARNIER.

www.ingramcontent.com/pod-product-compliance
Lightning Source LLC
Chambersburg PA
CBHW061447060726
47597CB00002B/502